Olla De Cocción Lenta

Recetas Fáciles Y Deliciosas Para La Olla De Cocción Lenta

(Las mejores comidas de cocción)

Bart Parra

Publicado Por Daniel Heath

© **Bart Parra**

Todos los derechos reservados

Libro De Cocina De Cocción Lenta: Recetas Fáciles Y Deliciosas Para La Olla De Cocción Lenta (Las mejores comidas de cocción)

ISBN 978-1-989808-71-9

Este documento está orientado a proporcionar información exacta y confiable con respecto al tema y asunto que trata. La publicación se vende con la idea de que el editor no esté obligado a prestar contabilidad, permitida oficialmente, u otros servicios cualificados. Si se necesita asesoramiento, legal o profesional, debería solicitar a una persona con experiencia en la profesión.

Desde una Declaración de Principios aceptada y aprobada tanto por un comité de la American Bar Association (el Colegio de Abogados de Estados Unidos) como por un comité de editores y asociaciones.

No se permite la reproducción, duplicado o transmisión de cualquier parte de este documento en cualquier medio electrónico o formato impreso. Se prohíbe de forma estricta la grabación de esta publicación así como tampoco se permite cualquier almacenamiento de este documento sin permiso escrito del editor. Todos los derechos reservados.

Se establece que la información que contiene este documento es veraz y coherente, ya que cualquier responsabilidad, en términos de falta de atención o de otro tipo, por el uso o abuso de cualquier política, proceso o dirección contenida en este documento será responsabilidad exclusiva y absoluta del lector receptor. Bajo ninguna circunstancia se hará responsable o culpable de forma legal al editor por cualquier reparación, daños o pérdida monetaria debido a la información aquí contenida, ya sea de forma directa o indirectamente.

Los respectivos autores son propietarios de todos los derechos de autor que no están en posesión del editor.

La información aquí contenida se ofrece únicamente con fines informativos y, como tal, es universal. La presentación de la información se realiza sin contrato ni ningún tipo de garantía.

Las marcas registradas utilizadas son sin ningún tipo de consentimiento y la publicación de la marca registrada es sin el permiso o respaldo del propietario de esta. Todas las marcas registradas y demás marcas incluidas en este libro son solo para fines de aclaración y son propiedad de los mismos propietarios, no están afiliadas a este documento.

TABLA DE CONTENIDO

PARTE 1 1

SOPAS 2

SOPA ITALIANA DE LENTEJA Y CEBADA 2
NIKUJAGA 3
CREMA DE SOPA DE POLLO PICANTE 5
SUGERENCIAS PARA SERVIR: 7
SOPA DE CERVEZA Y QUESO 7
SOPA DE CANGREJO 8
SOPA CASERA DE PATATAS 10
SOPA DE FRIJOL Y SALCHICHA ITALIANA 11
SOPA DE HAMBURGUESA DE SOLOMILLO 12

APERITIVOS 15

DIP DE TACO DE FRIJOL BLANCO Y POLLO 15
SNACK DE LIMON PICANTE 17
BOCADOS DE POLLO Y MANGO HABANERO 18
SALCHICHAS DE COCKTAIL CON SALSA PEKINES 20
SUGERENCIAS PARA SERVIR: 21
CREMA DE NARANJA Y ZANAHORIA 22
SUGERENCIAS PARA SERVIR: 23
DIP DE ESPINACA Y ALCACHOFA 24
SUGERENCIAS PARA SERVIR: 25
BOCADOS DE CERDO AGRIDULCE 25
SUGERENCIAS PARA SERVIR: 26
ALAS DE POLLO PICANTE 27
SUGERENCIAS PARA SERVIR: 29

PASTAS 30

MANICOTTI DE ESPINACA 30
PASTA PRIMAVERA 31
FETTUCCINE POLLO ALFREDO 33
ESPAGUETI Y ALBÓNDIGAS 35
SUGERENCIAS PARA SERVIR: 37

SUGERENCIAS PARA SERVIR:	39
CASEROLA DE ATUN Y FIDEOS	39
SUGERENCIAS PARA SERVIR:	41
MACARRONES CON QUESO	42
TORTELLINI DE QUESO	43
LASAÑA	44
PASTA PIZZA	45
SANDWICHES	47
SANDWICH ITALIANO DE CARNE PICANTE	47
DIP FRANCÉS AU JUS	49
SANDWICH CALIENTE	51
SUGERENCIAS PARA SERVIR:	52
SANDWICHES DE CARNE BBQ	52
SUGERENCIAS PARA SERVIR:	54
SLOPPY JOES	54
SUGERENCIAS PARA SERVIR:	56
SANDWICHES DE CERDO SIMPLE	56
SUGERENCIAS PARA SERVIR:	57
SANDWICHES DE PAVO PICANTE	58
SUGERENCIAS PARA SERVIR:	59
PITAS DE POLLO GRIEGO	59
SANDWICH DE PAVO PROVENZAL	61
5. ESTOFADOS	63
ESTOFADO DE TERNERA A COCCIÓN LENTA	63
ESTOFADO DE LENTEJAS ROJAS Y GARBANZO	64
ESTOFADO DE LENTEJAS CON BATATA DULCE, COCO Y CURRY	66
ESTOFADO DE CARNE Y ALBARICOQUE	68
SUGERENCIAS PARA SERVIR:	69
ESTOFADO DE PAVO Y VEGETALES	69
SUGERENCIAS PARA SERVIR:	70
ESTOFADO DE OSTRAS A COCCION LENTA	70
ESTOFADO DE VEGETALES MEDITERRANEOS	71
ESTOFADO DE CARNE AGRIDULCE	72
ESTOFADO DE PAVO Y CHAMPIÑONES	74

ESTOFADO DE CERDO A LA SIDRA 75

CHILI 77

VEGETALES CHILI 77
CHILI DE POLLO 79
POLLO DULCE Y PICANTE 81
CHILI VEGETARIANO 82
SUGERENCIAS PARA SERVIR: 83
CHILI DE FRIJOL NEGRO Y CHAMPIÑONES 84
CHILI CON CARNE 85
SUGERENCIAS PARA SERVIR: 87

CONCLUSIÓN 88

PARTE 2 89

INTRODUCCIÓN 90

PORQUÉ LA SOPA ES BUENA PARA USTED 92

CONSEJOS PARA HACER SOPAS EN SU OLLA DE COCCIÓN LENTA 93

CUIDADOS PARA SU OLLA DE COCCIÓN LENTA 98

RECETAS DE CARNE DE VACUNO 99

SOPA DE VACUNO CON CEBADA 99
ESTOFADO DE VACUNO 101
ESTOFADO IRLANDÉS 103
SOPA DE HAMBURGUESA DE TOCINO Y QUESO 105
SOPA DE VACUNO Y REPOLLO 107
SOPA DE VACUNO, TOMATE Y MACARRONES 108
ESTOFADO DEL HOMBRE HAMBRIENTO 110
ESTOFADO DE CARNE A LA CACEROLA SALUDABLE Y CONTUNDENTE 112
SOPA DE CARNE Y VEGETALES TRADICIONAL 113
BOEUFBOURGUIGNON CON PATATAS 115

RECETAS DE AVE Y POLLO 117

ESTOFADO BRUNSWICK EN UN PASO 117

CLÁSICA SOPA CON LETRITAS 119
CHOWDER DE POLLO Y MAÍZ CÁLIDO 121
SOPA DE PATO DE SHANGHÁI 123
SOPA DE POLLO CON ARROZ SALVAJE 125
CALDO DE POLLO (SOPA DE FIDEOS Y POLLO TRADICIONAL DE VIETNAM) 126
ESTOFADO DE POLLO CON SALSA Y AJÍ 129
SOPA CREMOSA DE POLLO Y CHAMPIÑONES.................. 131
SOPA DE POLLO THAI CON CURRY Y LECHE DE COCO 133
SOPA CON PAVO Y FIDEOS... 134

RECETAS DE CERDO 136

SOPA DE GUISANTES CON CODILLO DE CERDO................ 136
SOPA DE FRIJOLES BLANCOS Y CODILLO DE CERDO 137
SOPA DE PATATAS Y TOCINO 139
POZOLE MEXICANO PICANTE Y SABROSO 141
CASSOULET PARA LOS AMANTES DE LA CARNE............... 143
CURRY DE TOMATES, LENTEJAS Y TOCINO 145
SOPA DE FRIJOLES NEGROS Y CERDO CON CERVEZA........ 147
SOPA DE FRIJOLES BLANCOS Y SALCHICHAS ESTILO CAJUN 148
RAMEN DE CERDO (SIMPLIFICADO) 150
SOPA DE CERDO Y TOMATE, RECETA DE LA MADRE 154

RECETAS DE PESCADO Y MARISCOS 156

ESTOFADO DE MARISCOS DE SAN FRANCISCO 156
ESTOFADO DEL PESCADOR... 158
CHOWDER DE PESCADO 159
GUMBO DE MARISCOS 162
CHOWDER DE MARISCOS 163
SOPA DE FRIJOLES BLANCOS Y CAMARONES................... 165
CHOWDER DE LANGOSTA 168
SOPA DE CANGREJO Y MAÍZ 170
BISQUE DE CAMARONES 171

RECETAS VEGETARIANAS 173

SOPA DE QUESO Y CERVEZA DE WISCONSIN 173
SOPA DE CALABAZA CON CHIRIVÍAS 175

SOPA DE MENESTRÓN 177
SOPA SABROSA DE LASAÑA DE VERDURAS 179
CHILI DE CALABAZA Y FRIJOLES... 181
SOPA CARIBEÑA PICANTE 183
SOPA DE CHILE SERRANO Y FRIJOLES NEGROS 185
SOPA DE BATATA 186
SOPA PICANTE Y ÁCIDA 187
SOPA DE MANÍ ESTILO AFRICANO... 189
SOPA DE TOMATE CON ALBAHACA 190

CONCLUSIÓN... **193**

Parte 1

SOPAS

SOPA ITALIANA DE LENTEJA Y CEBADA

Esta comida es sorprendentemente abundante, ya que está compuesta principalmente de vegetales. Es mejor comerlo durante el desayuno junto con un poco de pan crujiente.

INGREDIENTES:

- 1/2 taza de lentejas, lavadas y enjuagadas

- 2 tazas de cebada perlada

- 2 piezas de zanahoria, cortada en cubitos

- 2 tazas de apio, picado

- 1/2 taza de cebolla, picada

- 3 dientes de ajo, picados

- 3 piezas de albahaca seca

- 3 piezas de orégano seco

- 1/2 cucharadita de tomillo

- 2 hojas de laurel
- 3 tazas de caldo de verduras
- 3 tazas de agua
- 14 onzas de tomates, triturados
- 1/2 taza de perejil fresco, finamente picado
- 3 cucharadas de vinagre de sidra

PREPARACION:

1. Agregue las lentejas, la cebada, las zanahorias, el apio, la cebolla, el laurel, el ajo y las hierbas en la olla de cocción lenta. Vierta el caldo de verduras y los tomates.

2. Cubra la olla y deje que se cocine durante 12 horas a fuego lento.

3. Retire la hoja de laurel y vierta el perejil y el vinagre. Revuelva por 3 minutos y sirva.

NIKUJAGA

Esta es una sopa japonesa con carne y

verduras. Combina perfectamente bien con arroz pegajoso.

INGREDIENTES:

- 1/2 lbs de ternera
- 1 1/2 tazas de agua
- 1 taza de sake japonés o vino blanco seco.
- 1/8 taza de azúcar blanco
- 1/2 taza de salsa de soja
- 1/2 cucharadita de sal
- 2 libras de zanahorias bebé
- 4 papas medianas peladas, picadas
- 2 cebollas blancas, picadas

PREPARACION:

1. Saltear las cebollas a fuego medio durante 3 minutos.

2. Agregue la carne, las papas y las

zanahorias.

3. Vierta la salsa de soja y el azúcar. Revuelva durante 3 minutos.

4. Vierta el agua y cubra la olla. Cocine a fuego lento durante 10 horas. Revuelva antes de servir.

CREMA DE SOPA DE POLLO PICANTE

INGREDIENTES:

- 1 cebolla grande, picada
- 2 zanahorias, picadas
- 1 1/2 garam masala (especias hindú)
- 5 tazas de caldo de pollo
- 1/4 taza de perejil
- 3 libras de pollo, en cuartos
- 1/2 taza de arroz de grano largo
- 1 1/2 taza de media crema
- 1 taza de guisantes congelados

- Sal y pimienta al gusto

PREPARACION:

1. Agregue la cebolla, las zanahorias, el caldo, el perejil, el garam masala, el pollo y el arroz a fuego lento y revuelva.

2. Cubra y coloque la olla a fuego lento durante 9 a 10 horas.

3. Retire el pollo del caldo con una cuchara ranurada y colóquelo en una tabla para cortar.

4. Retire la carne de los huesos; cortar el pollo en dados Disponer de piel y huesos. Deja el pollo en la tabla de cortar por ahora.

5. Haga puré las verduras y el caldo en un procesador de alimentos hasta que esté suave; Volver a cocción lenta.

6. Agregue la crema y los guisantes a la olla de cocción lenta; devuelve el pollo a la olla de cocción lenta.

7. Agregue sal y pimienta hasta que

alcance el sabor deseado. Además, agregue más garam masala si lo desea.

8. Cubra y coloque la olla a fuego lento durante 20 minutos.

SUGERENCIAS PARA SERVIR:

Agregue un delicioso lado de zanahoria o arroz de coco a esta sopa picante y sabrosa.

SOPA DE CERVEZA Y QUESO

INGREDIENTES:

- 1/2 taza de mantequilla.
- 3 tazas de caldo de pollo
- 1 cucharada de salsa inglesa
- Cebollín picado (fresco)
- 1 taza de harina.
- 16 onzas de queso espeso procesado.

- 3/4 taza de cerveza con alcohol o sin alcohol

- 1 1/2 tazas de crema ligera.

PREPARACION:

Para empezar, derrita la mantequilla y añada gradualmente la harina. Una vez hecho esto, puede comenzar a agregar el caldo, revolviendo continuamente mientras lo hace. Una vez que la consistencia se haya espesado y se haya agregado a la mezcla de mantequilla, se puede retirar del calor. En esta etapa, todos los otros ingredientes se pueden agregar excepto la crema ligera. A continuación, debe cocinar a fuego lento durante cuatro a seis horas. La crema se puede agregar a la mezcla en los últimos veinte minutos de cocción.

SOPA DE CANGREJO

INGREDIENTES:

- 2 tazas de carne de cangrejo en escamas
- 2 tazas de leche.
- 2 tazas de medio y medio.
- 3 cucharadas de mantequilla
- Cáscara de limón (dos tiras)
- Nuez moscada al gusto
- Sal y pimienta algusto
- 2 cucharadas de jerez seco
- ½ taza de galletas saladas trituradas.

PREPARACION:

Aparte de las galletas trituradas y el jerez, debe colocar todos los demás ingredientes en la olla de cocción lenta y remover bien para asegurarse de que se mezclen correctamente. Cubra la mezcla y cocine a fuego lento por entre tres y cinco horas. Justo antes de servir la sopa, puede agregar el jerez y las galletas trituradas.

Para darle una patada extra a esta sopa, también puedes colocar camarones cocidos alrededor de media hora antes de que sea el momento de servirla.

SOPA CASERA DE PATATAS

INGREDIENTES:

- 6 patatas peladas, en cubos
- 1 cebolla grande picada
- 4 zanahorias rebanadas
- 2 tallos de apio en rodajas
- 4 cubitos de caldo de pollo.
- 1 cucharada de perejil.
- 5 tazas de agua
- Pimienta para sazonar
- 5 cucharadas de mantequilla
- 12 onzas de leche evaporada.

PREPARACION:

Aparte de la leche, agregue todos los ingredientes en la olla de cocción lenta. Tápalos y déjalos cocer entre seis y ocho horas. Durante los últimos treinta a sesenta minutos, agregue la leche evaporada. Esto debería proporcionarle entre seis y ocho porciones.

SOPA DE FRIJOL Y SALCHICHA ITALIANA

INGREDIENTES:

- 1¼ taza de frijoles Great Northern (remojados durante la noche)

- 1 lata de tomates al estilo italiano.

- 14 onzas de caldo de res.

- 2 tazas de calabacín en cubos

- 3/4 libra de salchicha italiana

- 1/2 taza de cebolla picada

- 1 diente de ajo picado

- 1/3 taza de vino tinto seco.

- 10 onzas de espinacas congeladas descongeladas y secas, picadas

PREPARACION:

Después de remojar durante la noche, escurra los frijoles, colóquelos en una cacerola, vierta el agua y hierva durante veinticinco minutos. Mientras tanto, dore la salchicha y escurra la grasa. Agregue la salchicha y los frijoles a la olla de cocción lenta junto con el resto de los ingredientes. Cubra y cocine a temperatura baja entre ocho y doce horas. Una vez cocido, servir con un poco de queso duro rallado y pan fresco.

SOPA DE HAMBURGUESA DE SOLOMILLO

INGREDIENTES:

- 1 lata de caldo de res
- 1 lata de caldo de res condensado
- 1 lata de tomates cortados en cubitos.
- 3/4 taza de zanahorias picadas

- 1 taza de cebolla picada
- 1 taza de apio rebanado
- 1 papa grande en cubos
- Pimienta negra fresca
- Aceite
- 2 o 3 hamburguesas magrascongeladas
- 1 cucharada de perejil picado.
- 1/4 taza de maíz (congelado)
- 1/4 taza de guisantes (congelados)
- Sazonar al gusto.

PREPARACION:

Coloque el caldo regular y el caldo condensado en la olla y agregue los tomates, las zanahorias, el apio, la cebolla y la papa junto con un poco de pimienta negra fresca. Cubra y cocine a fuego alto por alrededor de tres horas. Mientras tanto, cocine las hamburguesas y luego córtelas en trozos pequeños. Después de las tres horas, añadir a la sopa. Además, agregue los guisantes y el maíz en esta etapa. Cocine por otras dos horas en un ajuste bajo.

APERITIVOS

DIP DE TACO DE FRIJOL BLANCO Y POLLO

Siéntase libre de satisfacer sus antojos de tacos con esta salsa rica en proteínas. A diferencia de las típicas salsas de crema agria que compra en las tiendas, esta contiene más nutrientes debido a la combinación de comino, pimienta de cayena y queso Monterey

INGREDIENTES:

- 1 spray antiadherente para cocinar

- 1 lata de 14 onzas de tomate cortado en cubitos, sin escurrir

- 1 lata de 10 onzas de crema condensada de sopa de pollo

- 2 cucharaditas de comino molido

- 1 cucharadita de pimienta de cayena

- 1/4 cucharadita de pimienta negra molida

- 1 lata de 10 onzas de frijoles blancos, enjuagados y escurridos

- 2 libras de muslos de pollo, sin piel, sin hueso cortado

- 4 onzas de queso Monterey Jack rallado con pimientos jalapeños

- 1 paquete de chips de tortilla

- 2 piezas de tomates frescos, picados

- 3 piezas de cilantro fresco, picado

PREPARACION:

1. Use el aerosol para cocinar para cubrir ligeramente una olla de cocción lenta de 4 cuartos. Mezclar los tomates picados, el comino y los pimientos.

2. Agregue los frijoles, el pollo y el queso. Tapar la olla y dejar cocer durante 5 horas.

3. Decore con tomates frescos y cilantro picado. Servir con chips de tortilla.

SNACK DE LIMON PICANTE

Es un snack picante que es crujiente. Las preparaciones son muy simples, por lo que los cocineros neófitos pueden hacer esto con facilidad.

INGREDIENTES:

- 1 lata de spray para cocinar

- 6 tazas de cereal de trigo

- 3 tazas de chips de pan pita, tamaño bocado

- 1/2 taza de nueces, picadas

- 1/8 taza de semillas de calabaza

- 1 paquete de aderezo Ranch para ensaladas, en polvo

- 3 cucharadas de eneldo, seco

- 1 1/2 cucharadita de romero, seco y machacado

- 3 cucharadas de aceite de oliva

- 2 cucharadas de cáscara de limón, rallado

PREPARACION:

1. Cubra una olla de cocción lenta con 6 cuartos con aceite en aerosol. Mezcle todos los ingredientes en la olla, pero guarde las cáscaras de limón para más tarde. Rocíe los ingredientes con aceite y mezcle ligeramente.

2. Tapar la olla y dejar cocer durante 2 horas. Remover cada 30 minutos.

3. Servir con cáscaras de limón ralladas en la parte superior.

BOCADOS DE POLLO Y MANGO HABANERO

Convierta su pollo sobrante en un sabroso aperitivo. También es perfecto para untar en quesadilla y sándwich.

INGREDIENTES:

- 4 piezas de mango sin semillas, peladas.

- 2 chiles habaneros frescos, sin semillas y picados
- 2 cebollas medianas, picadas
- 1/2 salsa de barbacoa
- 3 cucharadas de miel
- 2 dientes de ajo, picados
- 1/2 cucharadita de pimienta negra molida
- 7 muslos de pollo, sin piel.
- 1 baguette de pan, rebanado y tostado

PREPARACIONES:

1. Picar la mitad de los mangos y mezclarlos con los chiles. Póngalos en una licuadora y licúelos hasta que se vuelvan suaves.

2. Agregue la mezcla en una olla de cocción lenta junto con la salsa de barbacoa, la miel, el ajo y la pimienta negra. Añadir los muslos de pollo y

remover. Cubra y cocine a fuego lento durante 5 horas.

3. Saque el pollo, retire los huesos y triture la carne en una tabla de cortar. Coloque la carne en un bol aparte y agregue 1/2 taza de la mezcla. Revuelva bien.

4. Servir el pollo en las rebanadas de baguette. Decore con las rodajas de mango restantes.

SALCHICHAS DE COCKTAIL CON SALSA PEKINES

INGREDIENTES:

- 2 libras salchichas de cocktail
- 3/4 taza de salsa Hoisin
- 3/4 jalea de grosella
- 1 cucharada de jugo de limón
- 2 dientes de ajo, picados
- 1 cucharadita de jengibre molido
- Semillas de sésamo

PREPARACION:

1. Coloque las salchichas en una olla de cocción lenta.

2. Hacer salsa Pekinés; Combine la salsa hoisin, la jalea de grosella, el jugo de limón, el ajo y el jengibre en un tazón para mezclar.

3. Vierta la salsa de pekinés sobre las salchichas.

4. Cubra y coloque la olla a fuego lento durante 5 a 6 horas.

5. Colóquelo en un plato para servir, fije cada salchicha con un palillo.

6. Adorne las salchichas con un poco de semillas de sésamo y sirva.

SUGERENCIAS PARA SERVIR:

Las salchichas de cocktail son un aperitivo versátil. Puedes cambiarlo fácilmente cambiando la salsa que desees. Además, como son un plato de fiesta muy popular, tendrás que hacer mucho, así que no escatimes en los adornos.

CREMA DE NARANJA Y ZANAHORIA

INGREDIENTES:

- 2 cebollas medianas, finamente picadas
- 3 libras de zanahorias
- 6 tazas de caldo de pollo
- Jugo de dos naranjas
- Cáscara de una naranja
- 1/2 taza de crema para batir
- Sal y pimienta al gusto

PREPARACIONES:

1. Corte las zanahorias en trozos de 1 pulgada.

2. Rallar la cáscara de naranja pero sin rallar la parte blanca.

3. Combine la cebolla, las zanahorias, el

jugo de naranja y el caldo en una olla de cocción lenta.

4. Cubra y coloque la olla a fuego lento durante 11 a 12 horas, después de lo cual las zanahorias deben estar tiernas.

5. Cuele la mezcla de verduras, reservando el caldo. Devolver el caldo a la olla de cocción lenta.

6. Haga puré las verduras en el procesador de alimentos hasta que estén suaves y vuelva a cocer a fuego lento.

7. Añadir la ralladura y la crema.

8. Agregue sal y pimienta, sazone al gusto.

9. Cubra y coloque la olla a fuego lento durante 15 minutos.

SUGERENCIAS PARA SERVIR:

Sirva una ensalada clásica de espinacas, que consiste en espinacas pequeñas, champiñones, cebolla, huevo duro y un aderezo de tocino caliente.

DIP DE ESPINACA Y ALCACHOFA

INGREDIENTES:

- 1 1/8 taza de espinacas
- 2 tazas de corazones de alcachofa en cuartos
- 1 taza de queso crema
- 1 taza de queso cheddar rallado
- 1/2 taza de queso parmesano rallado
- 1 diente de ajo, picado
- 1/4 taza de leche
- Pimienta

PREPARACION:

1. Coloque todos los ingredientes en la olla de cocción lenta; revuelva suavemente.

2. Cubra y coloque la olla a fuego lento durante 2 horas.

3. Una vez que el queso se haya derretido; Revuelva nuevamente para asegurar que todos los ingredientes estén bien mezclados.

SUGERENCIAS PARA SERVIR:

Servir con su chip de tortilla favorito. Este es también un gran aderezopara emparedados. Otro consejo, si el aderezo es demasiado espeso, agregue leche y revuelva hasta que alcance la consistencia preferida.

BOCADOS DE CERDO AGRIDULCE

<u>INGREDIENTES:</u>

- 1 libra de carne de cerdo magra molida

- 1/2 pan rallado

- 1 1/2 tazas de salsa agridulce

- 2 dientes de ajo, picados

- 1 cebolla verde, picada

- 1 huevo, ligeramente batido

PREPARACION:

1. Combine la carne de cerdo molida, el pan molido, el ajo, la cebolla verde y el huevo en un tazón para mezclar y revuelva hasta que estén bien mezclados.

2. Forme bolas de igual tamaño (alrededor de 2,5 cm).

3. Dore las albóndigas en una sartén grande a fuego medio.

4. Transfiera las albóndigas a la olla de cocción lenta.

5. Vierta la salsa agridulce sobre las albóndigas.

6. Cubra y coloque la olla a fuego lento durante 5 a 6 horas o a fuego alto durante 2 a 3 horas.

SUGERENCIAS PARA SERVIR:

Este aperitivo es versátil. Dependiendo de su gusto, puede cambiar este plato cambiando la salsa; Salsa pekinés, glaseado de teriyaki o incluso una buena salsa de barbacoa a la antigua, solo por mencionar algunos. ¡Estos bocados seguramente serán la charla de la próxima reunión a la que te inviten!

ALAS DE POLLO PICANTE

INGREDIENTES:

- 2 libras de alitas de pollo, puntas removidas
- 4 dientes de ajo picados
- 1/2 taza de vinagre de manzana
- 1/2 taza de azúcar moreno
- 1/4 taza de salsa de soja
- 1/4 taza de agua
- 1 cucharadita de jugo de limón
- 1 cucharadita de jengibre molido

- 1/2 cucharadita de mostaza seca
- Semillas de sésamo

PREPARACION:

1. Coloque las alitas de pollo en una bandeja para hornear de aluminio.

2. Asar las alas durante 20 minutos, girando de cada lado (10 minutos).

3. Coloque las alas en la olla de cocción lenta. Tapar con papel de aluminio.

4. Mezcle todos los demás ingredientes (excepto las semillas de sésamo) en un recipiente para mezclar. Vierta sobre las alas.

5. Cubra y coloque la olla a fuego lento durante 4 a 5 horas, girando al menos dos veces durante la cocción.

6. Coloque las alas en un plato para servir, adorne las alas con semillas de sésamo.

SUGERENCIAS PARA SERVIR:

Servir sobre arroz al vapor para hacer de este un plato principal. Por supuesto, las alas no son realmente alas hasta que las sirves con salsa de apio y queso azul.

PASTAS

MANICOTTI DE ESPINACA

La espinaca es un vegetal muy versátil que se puede combinar perfectamente con cualquier tipo de comida. El sabor salado de los diferentes tipos de queso y el sabor a ajo picante seguramente le harán cosquillas a sus papilas gustativas.

INGREDIENTES:

- 2 quesos ricota de 15 onzas

- 2 quesos Cottage de 10 onzas

- 15 onzas de espinacas frescas

- 2 piezas deHuevo, batido ligeramente.

- 2 tazas de queso parmesano, rallado

- 1/2 taza de queso mozzarella, rallado

- 1 cucharada de sal

- 2 latas de tomates guisados

- 2 albahaca, ajo y orégano, todos picados

- 1 tarro de pasta de ajo asado

- 1 paquete de pasta manicotti, sin cocer

PREPARACION:

1. En un tazón, agregue la ricota, los huevos, 1/2 taza de queso parmesano, la sal y la mozzarella.

2. En una olla de cocción lenta, mezcle 1 lata de tomate guisado, albahaca, ajo, orégano y 1 lata de salsa para pasta.

3. Rellene los manicotti con la mezcla de espinacas. Colóquelos en la olla.

4. Agregue el resto del guiso enlatado y la salsa para pasta. Cúbrelo con 1 lata de queso parmesano. Tapar y dejar cocer durante 4 horas. Servir con pan francés y ensalada al lado.

PASTA PRIMAVERA

Este delicioso plato canta el ritmo de la primavera con su fina variedad de verduras y sabores fascinantes.

INGREDIENTES:

- 4 tazas de salsa de pasta

- 12 onzas de pechugas de pollo deshuesadas y sin piel

- 3 tazas de caldo de pollo

- 11 onzas de espinacas

- 11 oz. Brócoli

- 3 piezasde cebollas, picadas

- 2 piezas de calabaza sin semillas, picadas

- 1 pieza de calabacín, en rodajas

- 5 onzas de pasta penne, sin cocer

- 7 onzas de queso parmesano

PREPARACION:

1. Vierta el caldo de pollo en una olla junto con las pechugas de pollo. Dejar cocer durante 3 horas.

2. En una olla de cocción lenta separada,

vierta el resto de los ingredientes a excepción del queso y la penne. Revuelva frecuentemente durante 30 minutos y deje que hierva a fuego lento durante 2 horas.

3. Escurra el pollo una vez que esté tierno y transfiéralo a la olla llena con los otros ingredientes. Añadir la pasta penne también.

4. Revuelva durante 3 minutos. Tapar y dejar cocer a fuego lento durante 4 horas.

FETTUCCINE POLLO ALFREDO

A pesar de su textura cremosa y rica, sigue siendo baja en grasa y buena para el corazón. Lo bueno de este pollo Alfredo es que incluso si lo recalientas, el sabor y la textura seguirán siendo suaves.

INGREDIENTES:

• 6 pechugas de pollo deshuesadas y sin piel, en cubos

• 4 cucharadas de mantequilla

- 5 dientes de ajo, picados
- 2 paquetes de aderezo italiano en polvo
- 1 lata de sopa de pollo
- 3/4 taza de queso crema
- 2 fideos fettuccine de 16 onzas
- 1 cucharada de condimento italiano
- 4 tomates ciruela, picados
- 16 onzas de setas
- 1/4 taza de crema agria

PREPARACION:

1. Cocine el pollo a fuego medio, 2 cucharadas de mantequilla, ajo y el condimento italiano en una sartén. Cocine hasta que el pollo esté suave.

2. Hierva agua salada en una olla aparte y agregue la pasta penne. Cocinar durante 10 minutos.

3. Cuando el pollo esté listo, agregue la

crema de queso y la crema de sopa de pollo. Revuelva y deje que se cocine a fuego lento durante 2 horas.

4. Agregue el resto de los ingredientes y déjelos cocinar durante 1 hora. Una vez que la salsa y la pasta estén cocidas, sírvelas en un plato.

ESPAGUETI Y ALBÓNDIGAS

INGREDIENTES:

- 1 libra de carne molida magra
- 1 taza de espaguetis
- 4 tazas de tomates cortados en cubitos
- 4 tazas de salsa de tomate
- 1 cebolla picada
- 2 dientes de ajo picados
- 1 taza de pan rallado
- 2 huevos grandes

- 1 cucharada de orégano seco
- 1 cucharada de albahaca seca
- Sal y pimienta para sazonar

PREPARACION:

1. Combine la carne molida con pan rallado, orégano seco y albahaca seca en un tazón para mezclar. Seguir con los huevos, una pizca de sal y un poco de pimienta. Usando sus manos, mezcle los ingredientes hasta que estén bien combinados.

2. Forma la carne en bolas del mismo tamaño.

3. Dorar las albóndigas a fuego medio en una cacerola de salsa.

4. Vierta los tomates picados y la salsa de tomate en la olla de cocción lenta. Agregue la cebolla picada y los dientes de ajo, revolviendo la mezcla de vez en cuando.

5. Agregue las albóndigas a la olla de

cocción lenta y colóquelas a fuego lento durante 7-8 horas.

6. Agregue los espaguetis durante los últimos 20-25 minutos.

SUGERENCIAS PARA SERVIR:

Comience con ensalada y pan de ajo. Un vaso de vino Zinfandel complementa este plato también.

RIGATONI CON SALSA BOLOÑESA

INGREDIENTES:

- 1 libra de carne molida magra
- 1/2 taza de cebolla, picada
- 1 zanahoria grande, picada
- 2 tallos de apio, picados
- 1 diente de ajo, machacado
- 3 tazas de tomates cortados en cubitos

- 2 tazas de pasta de tomate
- 1 cucharada de orégano fresco, picado
- 1 cucharada de albahaca fresca, picada
- 1 cucharadita de azúcar
- 1 cucharadita de sal
- 1/2 cucharadita de pimienta
- 1/2 taza de vino tinto seco
- Rigatonis Cocidos

PREPARACION:

1. Dore la carne molida en una sartén grande a fuego medio.

2. Agregue la cebolla, el apio y la zanahoria después de 5 minutos y cocine hasta que la cebolla alcance la suavidad deseada.

3. Agregue la mezcla de carne molida a la olla de cocción lenta.

4. Mezcle los ingredientes restantes

(excepto la pasta) en un tazón para mezclar y vierta en una olla de cocción lenta.

5. Tape y cocine a fuego lento durante 6 a 7 horas.

6. Agregar con una cucharada sobre rigatonis cocidos.

SUGERENCIAS PARA SERVIR:

Tenga a la mano el queso parmesano para aquellos que deseen agregarlo. Considere agregar vegetales al vapor (el brócoli es popular).

CASEROLA DE ATUN Y FIDEOS

<u>**INGREDIENTES:**</u>

- 1 taza de caldo de pollo
- 1 taza de penne, sin cocer
- 1 taza de champiñones
- 1/2 taza de crema de champiñones

- 1 lata de atún blanco sólido, escurrido
- 1 lata de leche evaporada
- 1 cebolla, finamente picada
- 2 cucharadas de harina todo uso
- 1 cucharada de mantequilla
- Sal y pimienta negra al gusto.

CUBIERTA:

- 1/2 taza de hojuelas de maíz trituradas
- 1 cucharada de mantequilla derretida
- 1 taza de queso cheddar rallado

PREPARACION:

1. Caliente la mantequilla a fuego medio en una sartén grande.

2. Agregue las cebollas y los champiñones; Cocine por 5 minutos hasta que las cebollas estén tiernas.

3. Mezclar en harina; vierta el caldo de

pollo, la crema de champiñones y la leche evaporada.

4. Llevar la mezcla a hervir; revuelva hasta que espese ligeramente.

5. Combine la mezcla con atún y guisantes y retire del fuego.

6. Sazone con sal y pimienta al gusto.

7. Cocine el penne en agua hirviendo con sal hasta que esté al dente; escurrir; agregue a la mezcla de atún y coloque en una olla de coccion lenta.

8. Mezcle los ingredientes principales en un tazón y espolvoree sobre la mezcla de atún.

9. Cubra y coloque la olla a fuego lento durante 4 a 6 horas.

SUGERENCIAS PARA SERVIR:

Servir con pan de ajo o panecillos crujientes. Verduras mixtas y / o al vapor complementan esta cacerola muy bien.

MACARRONES CON QUESO

INGREDIENTES:

- 8 onzas de macarrones.

- 4 tazas de queso cheddar fuerte, rallado

- 1 lata de leche evaporada.

- 1 1/2 taza de leche.

- 2 huevos

- 1 cucharadita de sal

- 1/2 cucharadita de pimienta negra.

PREPARACION:

Comience por cocinar los macarrones en agua hirviendo durante unos diez minutos antes de escurrirlos. Usando un tazón grande, combine los macarrones cocidos con la leche evaporada, tres de las cuatro tazas de queso, leche regular, huevos y condimento. Transfiera la mezcla a su olla de cocción lenta y espolvoree la taza restante de queso. Cubra y cocine por 5 o

6 horas a temperatura baja.

TORTELLINI DE QUESO

INGREDIENTES:

- ½ libra de carne molida
- ½ de salchicha italiana.
- 1 jarra de salsa marinara.
- 1 lata de champiñones en rodajas
- 1 lata de tomates italianos cortados en cubitos.
- 1 paquete de tortellini de queso fresco.
- 1 taza de mozzarella rallada
- ½ taza de queso cheddar rallado.

PREPARACION:

Picar la carne y la salchicha y dorar en una sartén. Agregar la salsa marinara, los tomates y los champiñones, transfiera la mezcla a su olla de cocción lenta. Cubra y cocine durante 7 horas a temperatura baja. Luego puede agregar los tortellini y espolvorear todo el queso cheddar y la mozzarella en la parte superior. Cubra y cocine por otros 15 minutos a temperatura baja.

LASAÑA

INGREDIENTES:

• 1 libra de carne molida magra

• 1 bote de salsa de pasta.

• 1 taza de agua

• 2 tazas de ricota.

• 2 tazas de mezcla de cuatro quesos rallados

• ¼ de taza queso parmesano rallado.

• 1 huevo

• 2 cucharadas de perejil picado.

• 6pastasde lasaña sin cocer

PREPARACION:

Comience por dorar la carne en una sartén hasta que seque. Añadir el agua y la salsa para pasta para crear una salsa de carne. Hacer una mezcla de queso combinando la ricota, 2 cucharadas de queso parmesano, alrededor de ½ de queso rallado, el perejil y el huevo. Agregue una taza de la salsa de carne a la olla de cocción lenta y luego cubra con capas de pasta(la mitad) junto con parte de la mezcla de queso. Cubra esto con otras 2 tazas de la salsa de carne y agregue el resto de la pasta (sepárelos para que quepan) junto con el resto de la mezcla de queso. Cubra y cocine a temperatura baja durante 4 a 6 horas. Una vez cocido, espolvoree el resto del queso encima y déjelo durante 10 minutos para que se derrita.

PASTA PIZZA

INGREDIENTES:

- 12 onzas de Rigatonis
- 1 bote de salsa de pasta.
- 3 tazas de mozzarella rallada
- 2 tazas de queso cheddar rallado
- Pepperoni rebanado
- 1 taza de tocino picado
- 1 lata de champiñones rebanados

PREPARACION:

Cocine el Rigatoni entre 8 y 12 minutos antes de escurrir y mezclar con la salsa. Coloque la mitad de la mezcla en su olla de cocción lenta y cubra con la mitad del tocino, los quesos y los champiñones. Cubra con el resto de la mezcla de pasta y agregue la mitad restante de los champiñones y el tocino. En la última capa coloque el resto del queso y agregue las rodajas de Pepperoni restante. Cocine a fuego lento por un mínimo de 5 horas.

SANDWICHES

SANDWICH ITALIANO DE CARNE PICANTE

Esta es una receta que hará mucho uso de sus ollas de cocción lenta. Una carne bien cocida es muy suculenta y tierna en la boca. Esta comida contiene una gran cantidad de proteínas y azúcar para mantenerte energizado durante todo el día.

INGREDIENTES:

- 2 puntas de solomillo de ternera asada, deshuesada y sin grasa

- 1/8 taza de azúcar moreno

- 1 botella de aderezo italiano

- 3 cucharaditas de condimento italiano

- 6 piezas de hamburguesa, divididos por la mitad

- Queso rallado

- 1 cebolla grande, rebanada

- 1 pimiento, en rodajas

PREPARACION:

1. Coloque la carne dentro de una olla de cocción lenta y rocíe el interior con aceite en aerosol.

2. Espolvorear la carne con azúcar moreno. Remover. Mezclar las cebollas y el pimiento.

3. Vierta el aderezo sobre la carne. Revuelva durante 2 minutos. Cubra la olla y deje que se cocine a fuego lento durante 10 a 12 horas.

4. Retire la carne de la cocina y córtela en una tabla de cortar. Regréselo a la olla y agregue más condimento italiano. Mezclarlo bien.

5. Rellene los bollos con carne una vez que estén cocidos. También puede verter los jugos para hacer más pronunciados los sabores picantes.

DIP FRANCÉS AU JUS

Si tiene alguna carne sobrante en la nevera, no la tire inmediatamente. Aún puedes reciclarla y convertirla en una deliciosa comida que definitivamente disfrutarás. Aquí está cómo hacerlo.

INGREDIENTES:

- 1 1/2 cucharaditas de base de ternera

- 2 cucharaditas de tomillo, secas

- 1 carne de vacuno asada, cortada por la mitad

- 1 cebolla mediana, cortada en cuartos

- 1/2 taza de salsa de soja

- 4 dientes de ajo, picados

- 2 hojas de laurel

- 2 cucharaditas de pimienta

- 7 tazas de agua

- 3 cucharadas de mostaza Dijon

- 3 panes de pan francés (1 libra cada uno), partidos y tostados

- 14 rebanadas de queso mozzarella, parcialmente desnatadas

- 1 jarra de setas, escurridas y en rodajas

<u>PREPARACION:</u>

1. Mezcle la base de carne y el tomillo, luego frote todo sobre el asado de carne. Coloque la carne en una olla de cocción lenta. Mezcle las cebollas, el ajo, las hojas de laurel, la pimienta y la salsa de soja. Vierta el agua.

2. Cubra la olla y cocine a fuego lento durante 7 horas. Una vez que la carne esté tierna, cuele los jugos de cocción, pero deje las cebollas. Cortar la carne en tamaños finos.

3. Agregue la mostaza, el kétchup y la mayonesa al pan. Agregue la carne y cúbralo con queso, champiñones y cebollas. Servir con un vaso de jugo.

SANDWICH CALIENTE

INGREDIENTES:

• 8 onzas de queso crema ablandado

• 5 onzas de carne de res picada, cortada en rodajas finas

• 1 1/2 tazas de queso suizo rallado

• 3/4 taza de chucrut escurrido

• 1/2 taza de aderezo Thousand Island

• Galletas saladas y/o pan de centeno para servir

PREPARACION:

1. Rocíe el interior de la olla de cocción lentacon aceite en aerosol.

2. Mezcle todos los ingredientes (excepto las galletas y el pan) en un tazón mediano y con un cucharon agregar a la olla de cocción lenta.

3. Coloque la tapa y coloque la olla a fuego lento durante 1,5 horas o hasta que

el queso comience a derretirse.

4. Revuelva hasta que el queso quede suave.

5. Retire la propagación de los bordes de la olla de cocción lenta para evitar que se queme tanto la olla de cocción lenta como la propagación.

6. Servir con pan de centeno o galletas. La propagación se mantendrá en un nivel bajo durante 4 horas.

SUGERENCIAS PARA SERVIR:

El centeno tostado o incluso el pan de centeno son una excelente alternativa. Coloque un sándwich debajo de la parrilla hasta que comience a dorarse. Servir con tus pepinillos y aceitunas favoritos.

SANDWICHES DE CARNE BBQ

INGREDIENTES:

- 3 libras de carne de res asado sin hueso

- 1 taza de salsa de barbacoa

- 1/2 taza de mermelada de naranja

- 1/3 taza de pimiento verde picado

- 1 cucharada de mostaza Dijon

- 2 cucharaditas de azúcar moreno empaquetado

- 1 cebolla pequeña en rodajas

- 12 panesKáiser

PREPARACION:

1. Retire el exceso de grasa de la carne.

2. Corte la carne en 3-4 piezas y colóquela en la olla de cocción lenta.

3. Mezcle los ingredientes restantes (excepto los panes káiser) y vierta sobre la carne.

4. Cubra y coloque al fuego a temperatura baja durante 7 a 8 horas o hasta obtener la consistencia deseada para la carne.

5. Retire la carne y colóquela sobre la tabla para cortar. Cortar la carne en rodajas finas y volver a cocción lenta.

6. Tape y cocine por 20-30 minutos adicionales o hasta que la carne esté caliente.

7. Coloque la mezcla de carne en los panes y sirva con sus acompañamientos favoritos.

8. Use los jugos restantes de la olla de cocción lenta como salsa para los sándwiches.

SUGERENCIAS PARA SERVIR:

Para darle un toque picante a su sándwich, agregue sus especias y hierbas favoritas a la mezcla.

SLOPPY JOES

INGREDIENTES:

- 2 libras de carne molida magra

- 1 taza de salsa de barbacoa

- 1 cebolla grande, picada en trozos grandes
- 3/4 taza de apio picado
- 1 lata de salsa SloppyJoe
- Bollos o pan de su elección

PREPARACION:

1. Dore la carne y la cebolla en una cacerola, revolviendo ocasionalmente, a fuego medio.

2. Mezcle los ingredientes restantes (excepto los bollos y el pan) y colóquelos en la olla de cocción lenta.

3. Cubra y cocine a temperatura baja por 8 a 9 horas o hasta que las verduras alcancen consistencia deseada.

1. Destape, suba a temperatura alta y revuelva hasta que la mezcla de salsa alcance la consistencia preferida.
2. Rellene los bollos con la mezcla de salsa y sirva con un puñado de sus papas fritas favoritas.

SUGERENCIAS PARA SERVIR:

Mientras se está dorando o cocinando en una olla de cocción lenta, agregue especias favoritas. ¡Condiméntalo tanto o tan poco como quieras! Servir como un sándwich, verter la mezcla sobre pan o pan tostado.

SANDWICHES DE CERDO SIMPLE

INGREDIENTES:

- 4 libras de carne de cerdo asada
- 2 latas de salsa de tomate
- 1 taza de azúcar moreno
- 1 taza de vinagre de vino blanco
- 2 cucharadas de pimienta
- 4 cucharadas de té de cayena
- 10 - 12 bollos grandes

PREPARACION:

1. Coloque la carne de cerdo asado en la olla de cocción lenta.

2. Mezcle los ingredientes (excepto el cerdo y los bollos) en un tazón y con una cuchara agregar en la olla de cocción lenta, cubriendo el asado de cerdo.

3. Coloque la olla a fuego lento durante 8 horas o hasta que la carne esté tierna.

4. Retire el asado de cerdo (mezcle la salsa restante en la olla de cocción lenta para evitar que se queme) y triture la carne en el tamaño de porción deseado.

5. Devuelva el asado de cerdo a la olla de cocción lenta durante 20 a 30 minutos a temperatura baja.

6. Rellene los panes calientes/tostados y sirva.

7. Use la salsa sobrante para mojar.

SUGERENCIAS PARA SERVIR:

Sirva con pepinillos y puré de papas, papas fritas o sus verduras favoritas. Otros platos de acompañamiento populares incluyen frijoles al horno y ensalada de col.

SANDWICHES DE PAVO PICANTE

INGREDIENTES:

- 5-6 pechugas de pollo deshuesadas
- 1/2 taza de mayonesa
- 1 1/2 tazas de cilantro
- 1 lata de crema de champiñones
- 1 taza de queso suizo rallado
- 1 cucharada de pimienta
- Pan de centeno

PREPARACION:

1. Dorar las pechugas de pollo deshuesadas en una cacerola a fuego medio.

2. Mezclar los ingredientes (excepto el pollo y el pan).

3. Coloque el pollo y los ingredientes mezclados en la olla de cocción lenta.

4. Cubra y cocine a fuego lento durante 4-5 horas.

5. Retire el pollo; Cortar en trozos pequeños o cortar en cubos.

6. Coloque el pollo nuevamente en la olla de cocción lenta, revuelva bien y deje reposar durante 30 minutos.

7. Sirva sobre pan de centeno tostado con ensalada de papas y una soda helada con limón.

SUGERENCIAS PARA SERVIR:

En lugar de una ensalada de papas, podría considerar una ensalada de espinacas con rodajas de pepino, almendras y arándanos secos. Completa la ensalada de espinacas con una fabulosa vinagreta de frambuesas. Terminar la comida con frutas frescas como fresas.

PITAS DE POLLO GRIEGO

INGREDIENTES:

- 1 cebolla picada

- 3 dientes de ajo rebanados

- 1 libra de muslos de pollo deshuesados

- 1 cucharadita de pimienta de limón

- 1 cucharadita de hojas secas de orégano

- ½ taza de yogur natural.

- Panes de pita rebanados

PREPARACION:

Aparte del yogur, coloque todos los otros ingredientes y condimentos en la olla de cocción lenta y revuelva bien para asegurarse de que esté bien mezclado. Cubra y cocine durante 6 a 8 horas a temperatura baja. Retire los muslos de pollo de la mezcla antes de servir y use dos tenedores para triturarlos. Luego puedes devolverlo al resto de la mezcla en la olla de cocción lenta y agregar el yogur. Vierta la mezcla en pan de pita y sirva.

SANDWICH DE PAVO PROVENZAL

INGREDIENTES:

- 2 libras de muslos de pavo, sin piel y deshuesados

- 1/2 cucharadita de sal

- 1 pizca de pimienta

- 1 cebolla picada

- 1 taza de champiñones picados

- 1 pimiento verde picado.

- 1 lata de pasta de tomate (seis onzas)

- 1 cucharadita de hojas secas de orégano

- 2 cucharadas de maicena

- 2 cucharadas de agua.

- 1 taza de queso brie, en cubos.

- Entre 6 y 8 pitas enteras.

PREPARACION:

Coloque su pavo en la olla de cocción lenta, agregue la sal y la pimienta. Agregue todas las verduras junto con el orégano, la pasta de tomate y luego mezcle. Cubra y cocine durante 6 a 8 horas a temperatura baja. Tome el pavo de la olla de cocción lenta y use dos tenedores para triturar antes de devolverlo al resto de la mezcla a la olla decocción lenta. Mezcle la maicena y el agua en un tazón pequeño y mezcle antes de agregar la mezcla a la olla. Cubra y cocine por otros 20 o 30 minutos. Utilice el relleno, junto con el queso brie, para rellenar los panes de pita.

5. ESTOFADOS

ESTOFADO DE TERNERA A COCCIÓN LENTA

Una comida pesada que seguramente te dará la energía que necesitas para sobrevivir en un día muy ocupado. Tiene carne de res, que proporciona proteínas para mantener sus músculos firmes.

Las papas, por su parte, te aportan hidratos de carbono para obtener energía. La infusión de hierbas y especias agregará un aroma fuerte pero delicioso a su comida.

INGREDIENTES:
- 1 1/2 libra de carne de estofado, en cubos
- 1/2 harina todo uso
- 1/2 cucharadita de sal
- 1 cucharadita de pimienta negra molida
- 2 dientes de ajo, en cubos
- 3 hojas de laurel
- 2 cucharaditas de paprika
- 2 cucharaditas de salsa inglesa
- 2 cebollas, picadas
- 2 1/2 tazas de caldo de res

- 4 papas rebanadas
- 4 zanahorias, cortadas en cubitos
- 2 tallos de apio, picados

PREPARACION:

1. Deje que la carne se cocine a fuego lento en la olla de cocción lenta.
2. Mientras espera que la carne se ponga tierna, mezcle la harina, la sal y la pimienta en un tazón. Agregar a la olla y revuelva.
3. Agrega el resto de los ingredientes en la olla. Tape y cocine a temperatura baja durante 10 a 12 horas.

ESTOFADO DE LENTEJAS ROJAS Y GARBANZO

Es una comida aromática que se originó en el norte de África. Es baja en calorías y colesterol pero muy rica en fibra y potasio. Esta es una combinación perfecta con arroz integral o pan de queso.

INGREDIENTES:

- 1 taza de garbanzos secos
- 3 libras de calabaza, pelada, sin semillas y en cubos
- 2 cebollas, picadas

- 2 tazas de lentejas rojas
- 3 tazas de caldo de verduras
- 2 1/2 cucharadas de pasta de tomate
- 2 cucharaditas de comino molido
- 1 cucharadita de sal
- 1/2 cucharadita de azafrán
- 1 cucharadita de pimienta molida
- 1/2 jugo de limón
- 1/2 taza de maní, sin sal y asado
- 1/4 taza de cilantro, picado

PREPRACION:

1. Remoje los garbanzos en agua fría durante 6 horas. Escúrralos cuando estén listos para usar.

2. Excepto el jugo de limón, el maní y el cilantro, vierta el resto de los ingredientes en una olla de cocción lenta. Cubra la olla con una tapa y deje que se cocine durante 6 horas o hasta que los garbanzos estén blandos.

3. Verter el jugo de limón. Espolvoree el cilantro y los cacahuetes antes de servir.

ESTOFADO DE LENTEJAS CON BATATA DULCE, COCO Y CURRY

Esta comida sin gluten tiene un sabor ligeramente sacarino que es muy ligero y delicioso. El puré con leche de coco tiene una textura muy cremosa y aterciopelada. Está repleto de mucha fibra y minerales para mantenerte en forma.

INGREDIENTES:
- 2 1/2 libras de batatas, peladas y en cubos
- 2 cucharaditas de aceite de oliva
- 3 zanahorias, peladas y cortadas en cubitos
- 1 cucharadita de jengibre, rallado
- 2 cucharadas de curry en polvo
- 1/2 cucharadita de cúrcuma
- 1 cucharadita de sal
- 4 tazas de caldo de verduras
- 4 tazas de lentejas
- 2 tazas de leche de coco
- 1/2 cucharadita de canela

PREPARACION:

1. Verter el aceite de oliva en una sartén y calentarlo a temperatura medio-alto. Saltear las cebollas, las zanahorias y la

mitad de las batatas durante 6 minutos.

2. Agregue frecuentemente el ajo, la sal y la cúrcuma. Saltear durante dos minutos más.

3. Verter el caldo de verduras y las lentejas. Hervir a altas temperaturas. Cubra la olla y reduzca el fuego a medio. Dejar cocer a fuego lento hasta que las lentejas se ablanden.

4. Mientras esperas a que el estofado hierva a fuego lento, hacerel puré de batata dulce con coco. En una olla separada con agua agregar las batatas. Hervirlos a fuego alto. Cubra la olla y reduzca el fuego a medio. Mantenlos hirviendo hasta que las batatas se ablanden.

5. Una vez que las batatas estén blandas, escurrir el agua. Vierta la leche de coco y la canela. Hágalo puré hasta que la mezcla se vuelva suave y consistente.

6. A continuación, vierta el puré en el guiso. Continúa cocinando hasta que el caldo se espese.

7. Sazone el guiso con sal. Mejor servir con hierbas frescas y yogur griego.

ESTOFADO DE CARNE Y ALBARICOQUE

INGREDIENTES:

- 2 libras de carne de res guisada
- 2 1/2 tazas de caldo de res
- 1 1/2 tazas de cebolla, finamente picada
- 1 1/4 tazas de mitades de albaricoque en almíbar ligero
- 1 cucharadita de azúcar moreno
- 1/4 taza de salsa de tomate
- 2 cucharadita de vinagre blanco
- 2 cucharadita de salsa de soja
- 1/2 cucharadita de canela
- 1/4 cucharadita de clavos
- 1/4 cucharadita de nuez moscada
- 1/4 de jengibre molido
- Sal y pimienta para sazonar

PREPARACION:

1. Coloque la carne en una cazuela de tamaño adecuado. Cubra la carne con un poco de cebolla.

2. Hornee durante 20 minutos sin tapar en el horno, precalentado a 400 grados F, revolviendo constantemente.

3. Transfiera la carne y las cebollas a la olla de cocción lenta; agregue los ingredientes restantes.

4. Cubra y coloque la olla a fuego lento durante 7 a 8 horas.

SUGERENCIAS PARA SERVIR:

Una porción al dente de su pasta favorita complementa muy bien este guiso. Este plato es la manera perfecta de mantenerse caliente después de un día frío.

ESTOFADO DE PAVO Y VEGETALES
INGREDIENTES:
- 2 muslos de pavo deshuesados y sin piel
- 6 papas pequeñas limpias
- 4 zanahorias
- 3 tallos de apio
- 2 cebollas
- 1 1/2 tazas de nabos
- 1/4 de harina todo uso
- 2 tazas de caldo de pollo
- 2 cucharadas de pasta de tomate
- 1 cucharadita de orégano seco
- 1 hoja de laurel
- Sal y pimienta

PREPARACION:
1. Cortar el pavo en cubos de 1 pulgada;

Pelar y picar las zanahorias; Picar los tallos de apio, y nabo y cortar las cebollas.

2. Coloque el pavo y las verduras en la olla de cocción lenta; Agrega harina. Revuelva la mezcla hasta que esté bien mezclado.

3. En un tazón separado para mezclar, combine el caldo, la pasta y el orégano. Añadir una pizca de sal y un poco de pimienta. Revuelva bien, agregue a la olla de cocción lenta; añadir la hoja de laurel.

4. Cubra y coloque la olla a fuego lento durante 6 a 8 horas; o hasta que el estofado esté burbujeando. Retire la hoja de laurel y deséchela.

SUGERENCIAS PARA SERVIR:

Agregue un poco de masa de galleta casera encima del estofado en los últimos 20-25 minutos (en el ajuste alto) para agregar una sensación de calidez adicional.

ESTOFADO DE OSTRAS A COCCION LENTA

INGREDIENTES:
- 4 pints de leche entera.
- 1/2 taza de mantequilla

- 2 pints de ostra fresca.
- 11/2 de sal.
- 2 cucharaditas de salsa inglesa

PREPARACION:

Para comenzar, vierta toda la leche en la olla de cocción lenta y caliente a temperatura alta durante una hora y media. Mientras tanto, coloque la mantequilla en una cacerola y derrita antes de agregar las ostras a la mantequilla derretida. Cocine a fuego lento la mezcla de ostras y mantequilla hasta que note que se encrespa en los bordes de las ostras. En este punto, puede agregar su condimento y luego agregar la mezcla a la olla de cocción lenta con la leche que contiene. Luego debe cocinar a temperatura baja durante aproximadamente 2 horas, asegurándose de que revuelva el estofado una y otra vez mientras se cocina.

ESTOFADO DE VEGETALES MEDITERRANEOS

INGREDIENTES:

- 1 berenjena mediana picada
- 2 calabacines picados
- 1 pimiento rojo o verde sin semillas y cortado en cubitos.
- 1/2 taza de cebolla picada
- 1 lata de tomates cortados en cubitos.
- 1 cucharada de pasta de tomate.
- 2 latas de garbanzos escurridos y enjuagados
- 1 lata de alcachofas escurridas y troceadas.
- 1 cucharadita de hojas secas de orégano
- Pimienta negra fresca y sal para sazonar.
- Hojuelas de pimiento rojo, trituradas
- Un paquete de fideos de huevo cocidos

PREPARACION:

Aparte de los fideos, coloque todos sus ingredientes en la olla de cocción lenta y mezclar. Cocine a temperatura baja durante entre 7 y 9 horas. Una vez cocido, puede servir el guiso con sus fideos de huevo cocidos.

ESTOFADO DE CARNE AGRIDULCE

INGREDIENTES:

- 2 cucharadas de aceite vegetal.
- 2 libras de carne en cubos (cubos de una pulgada)
- 15 onzas de salsa de tomate
- 1/2 cucharadita de paprika.
- ¼ taza de azúcar morena
- 1/2 cucharadita de sal.
- 1/2 taza de vinagre de sidra.
- 1/2 taza de jarabe de maíz ligero.
- 3 zanahorias en rodajas
- 3 ramas de apio cortadas
- 1 cebolla rebanada
- 1 pimiento, cortado en cubitos.
- 1 lata de trozos de piña escurridos

PREPARACION:

En una sartén, caliente el aceite y dore los trozos de carne en cubos. Luego puede poner la carne en su olla de cocción lenta y agregar el vinagre, el jarabe de maíz, el azúcar moreno, el pimentón, la salsa de tomate, la sal, las zanahorias, el apio, el pimiento y la piña. Luego simplemente cocine a temperatura baja durante 7 y 9 horas.

ESTOFADO DE PAVO Y CHAMPIÑONES

INGREDIENTES:

- 1 libra de chuletas de pavo en cubos (cubos de una pulgada)
- 1 1/2 cebolla cortada en cuartos.
- Tres cucharadas de cebolletas picadas
- 8 onzas de champiñones rebanados
- 3 cucharadas de harina.
- 1 taza de leche entera.
- 1 cucharadita de tomillo
- Sal y pimienta para sazonar
- 1/2 taza de guisantes congelados.
- 1/2 taza de crema agria

PREPARACION:

Coloque el pavo, los champiñones y la cebolla en su olla de cocción lenta, y luego cubra y cocine durante 4 horas a temperatura baja. Una vez que se acabe el tiempo, coloque los vegetales y el pavo en un tazón y coloque la olla de cocción lenta a temperatura alta. Mezcla la harina y la leche con un batidor y vierte la mezcla en la olla de cocción lenta. A continuación, puede agregar los guisantes en la mezcla y cubrir. Cocine a fuego alto durante aproximadamente una hora. 10 minutos antes de servir puede agregar la crema agria.

ESTOFADO DE CERDO A LA SIDRA

INGREDIENTES:
- 2 libras de carne de cerdo deshuesada y en cubitos
- 3 cucharadas de harina
- 1 cucharadita de sal
- 1/4 cucharadita de pimienta
- 6 zanahorias en rodajas (rodajas de media pulgada)
- 4 papas medianas en cubos
- 1 taza de cebolla picada
- 1 manzana sin corazón, pelada y picada.
- 2 tazas de sidra de manzana
- 1 cucharada de vinagre
- ½ taza de agua fría.
- ¼ taza de harina

PREPARACION:
Mezclar la harina, el condimento, el tomillo juntos y luego mezclar con la carne. Coloque todas las verduras junto con la manzana en la olla de cocción lenta. Coloque el cerdo sazonado y enharinado encima de la mezcla y luego agregar el

vinagre y la sidra de manzana. A continuación, puede verter esto sobre los cubos de cerdo. Cubra y cocine durante 9 a 11 horas a temperatura baja. Después de esto, gire la olla a fuego alto y agregue el agua y el cuarto de taza de harina (mezcle estos antes de agregarlos). Luego vuelva a cubrir y cocine por otros 15 minutos.

CHILI

VEGETALES CHILI

Es difícil mantenerse en forma en un día frío. Afortunadamente, siempre hay disponible una buena olla de chili vegetariano para ayudar a mantener tu figura y mantenerte caliente durante el invierno.

Este colorido tazón contiene un montón de sabores fuertes que ni siquiera las papilas gustativas amantes de la carne pueden resistir.

INGREDIENTES:

- 1 lata de tomates cortados en cubitos
- 5 tazas de caldo de verduras con sodio reducido
- 2 latas de frijoles negros, lavados y escurridos.
- 1 lata de frijoles blancos, lavados y escurridos
- 2 latas de frijoles rojos, lavados y escurridos
- 3 cucharadas de aceite de oliva
- 3 piezas de jalapeño cortado en cubitos, sin semillas

- 2 piezas de pimiento verde, sin semillas y picadas.
- 3 dientes de ajo, picados
- 2 cucharadas de orégano seco
- 1 cucharadita de comino molido
- 1/2 taza de cuscús
- 1/3 hojas de cilantro picadas
- 2 zanahorias, peladas y picadas
- 2 apios, picados
- 1 pizca de sal y pimienta.
- 1/2 queso rallado
- 3 cucharadas de chile en polvo
- 6 tazas de agua

PREPARACION:

1. En una olla de cocción lenta, caliente el aceite de oliva a temperatura media. Cuando la olla este caliente, agregue todos los ingredientes excepto el cuscús, el queso, la sal, el comino, el chile en polvo y la pimienta. Cocine hasta que los ingredientes se ablanden.

2. Después de 5 a 10 minutos, agregue el cuscús en la olla hirviendo. Cubra y cocine hasta que el cuscús se vuelva tierno.

3. Sazone la mezcla con chile en polvo, comino, sal y pimienta. Deje que el chili

hierva a fuego lento durante al menos 30 minutos. Revuelva frecuentemente para que los ingredientes no se peguen en la olla. Sírvalo caliente con pan de maíz y un vaso de cerveza fría.

CHILI DE POLLO

Si tienes algunos trozos de pavo sobrante de tu celebración de Acción de Gracias, usa esos trocitos para hacer un chicharrón de pollo con chile. El secreto de esta deliciosa receta es cocinar lentamente los ingredientes a fuego lento para mejorar los sabores.

INGREDIENTES:
- 8 onzas de pavo magro molido
- 7 pechugas de pollo en cubos
- 3/4 taza de frijoles negros
- 3/4 taza de frijoles blancos
- 3 tazas de salsa de tomate
- 5 tazas de caldo de verduras
- 4 tazas de tomates, guisados
- 1/2 jugo de limón
- 1/2 apio, picado
- 3/4 taza de apio, picado
- 3/4 taza de maíz

- 1/2 jalapeño, picado
- 1/2 pimiento verde, rojo y amarillo, todo picado
- 1/4 taza de cebolla amarilla, picada
- 3 cucharadas de chile en polvo
- 1 cucharadita de comino

PREPARACION:

1. Vierta el caldo de verduras en una cacerola grande, agregue el pollo y el pavo. Cocinar hasta que esté un poco dorado.

2. Mezcle el resto de los ingredientes en una olla de cocción lenta por separado. Asegúrese de dejar una cucharada de chile en polvo, ya que se utilizarán más adelante.

3. Después de 20 minutos, agregue los trozos de pollo y pavo en la olla de cocción lenta. Cubra la olla con una tapa y cocine a fuego lento durante 6 a 8 horas para que el sabor sea más rico.

4. Antes de servir, agregue el resto del chile en polvo y sazone con una pizca de sal y pimienta. Esto ayudará a hacer más pronunciado el sabor picante.Revuelva continuamente por 2 minutos. Servir con vino blanco y papas fritas al lado.

POLLO DULCE Y PICANTE

Dulce y picante son dos gustos contradictorios, pero no vas a creer lo deliciosos que pueden llegar a ser si se combinan. No es tan candente como los dos primeros platos mencionados anteriormente, pero su sabor juguetón y picante adicional es algo que todo amante de los chiles debería probar.

INGREDIENTES:
- 5 piezas de pechuga de pollo, sin piel
- 15 onzas de frijoles rojos oscuros, escurridos
- 1 lata de hojas pinto
- 1 lata de frijoles negros
- 3 cebollas, gruesas
- 3 pimientos rojos y verdes picados
- 2 latas de pasta de tomate
- 1/4 taza de azúcar morena
- 4 cucharadas de vinagre de arroz, sazonado.
- 2 cucharadas de salsa asiática de frijol negro
- 4 tazas de caldo de pollo
- ¾ Queso cheddar, rallado
- 1 cucharada de chile en polvo

- 1/4 cucharadita de sal

PREPARACION:

1. Deje que las pechugas de pollo hiervan a fuego lento una olla llena con el caldo de pollo.

2. Cuando el pollo esté ligeramente dorado, vierta el resto de los ingredientes en la olla.

3. Revuelva los ingredientes durante unos 5 minutos. Ponga la olla a fuego lento y deje que se cocine por 5 horas.

4. Antes de servir, agregue el chile en polvo y revuelva los ingredientes. Dejar cocer a fuego lento durante 10 minutos.

5. Espolvoree el queso cheddar y sirva.

-

CHILI VEGETARIANO

INGREDIENTES:

- 1 calabaza mediana, cortada en cubos de 3/4 de pulgada
- 2 zanahorias grandes, cortadas en cubitos
- 1 cebolla, picada
- 1 lata grande de tomates cortados en cubitos

- 4 tazas de frijoles negros escurridos
- 1/4 taza de chiles verdes, picados
- 1 taza de caldo de verduras
- 3 cucharadas de chile en polvo
- 1/2 cucharadita de sal
- 1/4 taza de cilantro, picado
- Crema agria

PREPARACION:

1. Combine la calabaza, las zanahorias, la cebolla, los tomates, los frijoles negros, los chiles verdes, el caldo, el chile en polvo y la pizca de sal.

2. Cubra y ajuste la olla de cocción lenta a temperatura baja durante 6 a 8 horas.

3. Agregue el cilantro cuando el chile comience a burbujear.

4. Cubra y cocine por otros 20 minutos.

5. Vierta la mezcla en tazones y cubra con una cucharada de crema agria.

SUGERENCIAS PARA SERVIR:

Lo más probable es que, una vez que comas este delicioso chili, olvides que no hay carne, pero si lo deseas, sustituye la calabaza con tu bocadillo de carne favorito.

CHILI DE FRIJOL NEGRO Y CHAMPIÑONES

La mezcla de frijoles negros, champiñones y la variedad de hierbas picantes crean un chili que es rico en sabor. Su agradable aroma puede ayudarte a relajarte después de un largo día.

INGREDIENTES:
- 2 tazas de frijoles negros, enjuagados
- 2 cucharadas de aceite de oliva virgen
- 1/4 taza de semillas de mostaza
- 2 1/2 cucharadas de chile en polvo
- 1 1/2 cucharadita de comino molido
- 1/2 cucharadita de cardamomo molido
- 3 cebollas, picadas
- 1 1/2 libra de champiñones, en rodajas
- 1/2 tazas de agua
- 6 tazas de caldo de champiñones
- 1 lata de pasta de tomate
- 2 cucharadas de chiles chipotle enlatados, picados
- 1 1/2 tazas de queso, rallado
- 1/2 taza de crema agria con grasa reducida
- 1 taza de cilantro, picado
- 3 piezas de lima

PREPARACION:

1. Hervir los frijoles en 2/4 de agua por 2 minutos. Escurrir y dejar reposar durante 1 hora.

2. Mezcle el aceite, las semillas de mostaza, el chile en polvo, el cardamomo y el comino en una olla. Deje hervir las especias a fuego alto durante un minuto. Verter las cebollas, los champiñones y el agua. Revuelva cada 5 minutos.

3. Una vez que el jugo se evapore y las verduras estén ligeramente doradas, agregue el caldo, los chipotles y la pasta de tomate. Revuelva bien.

4. Coloque los frijoles en una olla de cocción lenta. Añadir la mezcla de verduras a la olla. Tapar y dejar cocer a temperatura media durante 6 horas.

5. Al servir, cubra la sopa con queso, crema agria y cilantro. Añadir las rodajas de limón en los lados.

CHILI CON CARNE

INGREDIENTES:
- 2 libras de carne molida magra
- 2 dientes grandes de ajo, carne picada
- 2 tallos de apio, picados

- 2 cebollas grandes, picadas
- 2 cucharadas de chile en polvo
- 1/2 cucharadita de orégano seco
- 1/4 cucharadita de pimienta de cayena
- 1 lata grande de tomates cortados en cubitos
- 2 tazas de frijoles rojos, escurridos
- 1 cucharada de azúcar morena
- 3 clavos enteros
- 1 cucharadita de vinagre blanco
- 1 pimiento verde mediano, picado
- Sal y pimienta negra, al gusto.

PREPARACION:

1. Dore la carne molida en una sartén grande a fuego medio, agregue el ajo, el apio y las cebollas. Cocine hasta que la carne ya no esté rosada y las verduras estén tiernas.

2. Agregue el chile en polvo, la pimienta de cayena y cocine por un minuto más.

3. Agregue la mezcla a la olla de cocción lenta.

4. Agregue los tomates, los frijoles, los clavos, el vinagre, revolviendo hasta que estén bien mezclados.

5. Cubra y coloque la olla a fuego lento

durante 7-8 horas.

6. Agregue el pimiento verde cuando el chile comience a burbujear; Tapar y cocinar durante 20 minutos. Sazone con sal y pimienta al gusto deseado.

SUGERENCIAS PARA SERVIR:

Servir con arroz al vapor o chips de maíz para mojar.

CONCLUSIÓN

Lo hiciste. Gracias por descargar y leer este libro hasta el final.

Espero haber podido ayudarlo con mi experiencia y que este libro fue una buena inversión de su tiempo y dinero. En el futuro te recomiendo releerlo en algún momento.

Bueno, el siguiente paso es comenzar a implementar las sugerencias que he dado en este libro para que pueda disfrutar de una vida mucho más satisfactoria.

¡Gracias y buena suerte!...

Parte 2

Introducción

Todos tenemos recuerdos especiales que nos alegran el corazón que incluyen sopas, comer sopa con letritas cuando éramos niños y escribir nuestros nombres con las letras, su madre ofreciéndole sopa de pollo para que se sintiera mejor cuando se sentía mal por la gripe (¡y en realidad funcionaba!), sentarse en una cómoda silla durante un día muy helado bebiendo un apetitoso estofado, tener una cita mientras disfrutaba de una deliciosa, exótica y sabrosa sopa con un nombre que ni podía pronunciar (ese fue el momento en que pensó "finalmente he encontrado la indicada), tantos recuerdos que nos llenan de alegría y nos hacen sonreír.

Este libro de cocina pretende que usted reviva todos esos increíbles recuerdos que tiene relacionados con la sopa y crear nuevos recuerdos. Imagínese llegar a casa luego de un día estresante y agitado. Al abrir la puerta, el olor de la sopa caliente recién cocinada llega a su nariz, tal como si su abuela hubiese ido a su casa para sorprenderlo con su nutritivacomida. En solo minutos, la cena está servida y toda la familia puede disfrutar de una deliciosa comida en familia.

Sí, la olla de cocción lenta (también conocida como olla eléctrica) puede ser el duendecillo o el genio mágico dentro de su cocina, haciendo el trabajo por usted mientras duerme o mientras tiene otras cosas que hacer. Puede poner todos los ingredientes, dejarla sola y al volver tendrá una comida lista para comer. Ahorra tiempo, energía y dinero, además de obtener comida deliciosa y saludable.

Las ollas de cocción lenta sirven para los chefs experimentados y para los cocineros principiantes gracias a su versatilidad. Con la olla de cocción lenta, usted tendrá tiempo para hacer otras cosas. También es segura para dejarla cocinando todo el día en su casa. Puede preparar sopas para entibiarlo durante el invierno. Y en verano puede usarla para cocinar sabrosos platillos sin añadir más calor a su hogar.

Las recetas de este libro han sido organizadas para asegurarse de que obtenga una sopa con un increíble sabor. Varían de medianamente simples a más elaboradas. Hay sopas tradicionales y sopas inspiradas en diferentes culturas. Será una aventura emocionante.

¡Así que dé vuelta la página y empiece a preparar nuevas sopas que usted y su familia recordarán para siempre!

Porqué la sopa es buena para usted

La sopa es conocida por estar llena de nutrientes ya que puede hacer muchas combinaciones de ingredientes, puede mezclar carne, vegetales, granos, especias, hierbas y fruta. Puede ser el plato principal, un acompañamiento, un snack o incluso, en algunas culturas, un postre. No simplemente es fácil de preparar y sabrosa, también puede ser económica. La sopa puede ser llenadora y satisfactoria, siendo ideal para el control del peso. En muchas culturas, la sopa es un remedio milagroso para cualquier tipo de enfermedad.

Debido a la combinación de proteínas, carbohidratos y otros nutrientes, así como también la fácil digestión de la sopa, le da al cuerpo un suministro constante de energía. La inyección de energía, la abundante nutrición y los recuerdos reconfortantes que asociamos a la sopa hacen que sea una comida perfecta.

Consejos para hacer sopas en su olla de cocción lenta

La olla de cocción lenta es un electrodoméstico versátil. Incluso puede usarse para asar y hornear. Sin embargo, con las sopas las posibilidades parecen ser infinitas. Cocinar en esta olla le ofrece la comodidad de poner todo adentro e irse para luego volver y tener una comida lista. No obstante, hay maneras para obtener más sabor y una mejor calidad de los ingredientes. Aquí hay algunas sugerencias útiles:

- El tamaño y la capacidad de su olla (de 3,5L a 6,5L) debe satisfacer sus necesidades y la cantidad de comida que tiene que preparar. La cantidad de ingredientes en la receta debe también coincidir con la capacidad de la olla. El llenar de más y los derrames serán perjudiciales tanto para la comida como para la olla.

- Lea el manual de instrucciones atentamente.

- Las marcas y modelos diferentes calientan y funcionan de manera diferente, así que debe hacer sus propios ajustes en el tiempo de cocinado. Deberá experimentar al principio. Siga los tiempos de cocción iniciales. Si los ingredientes principales aún no están cocinados, siga cocinando. Revise cada 30 minutos más o menos hasta que haya determinado el tiempo de cocción perfecto para su olla de cocción lenta.

- Corte los ingredientes de tamaños similares para una cocción pareja.

- Para mejores resultados, la olla debe estar llena a la mitad o ¾. Los líquidos deben cubrir los contenidos en aproximadamente 1 centímetro. Recuerde que casi no hay evaporación cuando se cocina en esta olla, así que no se necesita mucho líquido como en una olla normal.

- Ponga los ingredientes que tardan más en cocinarse como las carnes y hortalizas de raíz al fondo, ya que así estarán en contacto directo con el calor.

- Use el calor bajo o *low* tanto como sea posible. Un mayor tiempo de cocción también significa más tiempo para que los sabores se desarrollen y se unan, dando un resultado más delicioso. Las preparaciones con carne generalmente se cocinan de 6 a 10 horas, mientras que los platillos vegetarianos se cocinan de 4 a 6 horas.

- Los cortes de carne baratos que son más duros son perfectos, debido a que el mayor tiempo de cocción hará que la carne sea húmeda, tierna y que se desprenda fácilmente del hueso. Algunas recetas piden que selle la carne o que la dore antes de ponerla en la olla de cocción lenta, para así mejorar el sabor de la sopa. Hay ollas de cocción lenta que tienen insertos que se pueden utilizar para sellar la carne en la estufa de la cocina para luego colocarla en la olla de cocción lenta, sin necesitar una sartén o un comal. Hay quienes no hacen este paso y aun así obtienen buenos resultados.

- No se tiente con añadir más cantidad

de vino o de licor de la que se indica en la receta. El alcohol no se evapora tanto en la olla de cocción lenta como se evapora en una olla sobre la estufa. Esto le dará como resultado un sabor a alcohol bruto.

- Añada el arroz, fideos y la mayoría de los granos casi al final de la cocción para que no quede muy pastoso.

- Los frijoles (salvo los frijoles en conserva) se dejan generalmente en remojo durante 5 a 12 horas o toda la noche, luego se escurre el agua para eliminar las toxinas dañinas. Además, se supone que el remojo ayuda a mejorar el sabor y textura de los frijoles. Muchas recetas con la olla de cocción lenta no requieren el remojo previo. Sin embargo, los frijoles rojos deben ser remojados o hervidos durante 10 minutos y luego escurrirlos antes de ponerlos en la olla de cocción lenta. Se dice que añadir sal al principio ayuda a que el frijol quede intacto. También, recuerde sacar la tierra o cualquier frijol que parezca extraño antes de usarlos en su receta.

- Mantenga la tapa puesta a menos que

la receta indique lo contrario. Levantar la tapa aunque sea por poco tiempo, puede resultar en 30 minutos más de cocción solo para volver a la temperatura ideal.

• Se puede añadir más cebolla y ajo del que se puede usar en las recetas para estufas, para un mejor sabor. Use trozos grandes así la liberación de sabor ocurra bien durante la cocción.

• Muela los granos de pimienta y semillas (como hinojo y comino).

• Las hierbas como el romero y el tomillo liberan un mejor sabor cuando están frescas. Puede añadir tallos y hojas también, pero asegúrese de retirarlas antes de servir.

• Se pueden añadir especias frescas como chiles al final de la cocción, cocinando solo lo justo para que libere sabor.

• Los lácteos como la leche, crema y queso deben añadirse al final del tiempo de cocción para evitar que cuajen.

• Los pescados y mariscos deben añadirse al final ya que se cocinan rápidamente. Los pescados delicados se desmenuzarán demasiado si se cocinan mucho tiempo.

- La leche de coco debe añadirse casi al final del cocinado para evitar que el aceite se separe.
- La maicena o harina para espesar se debe mezclar con un poco de agua para hacer una pasta y luego añadirla al final.

Conozca bien su olla y pruebe las recetas. ¡Cuando ya sepa cómo funciona su olla de cocción lenta, tendrá resultados increíbles siempre!

Cuidados para su olla de cocción lenta

El manual de instrucciones de su olla de cocción lenta contiene información importante sobre el cuidado de su olla. Aquí hay unos trucos básicos:

- Trate de no cocinar más tiempo del indicado en la receta, así la comida no se quemará.
- No añada ingredientes helados a una olla de cocción lenta que ya ha sido calentada. El inserto es sensible y se puede agrietar o romper.
- Apague, desconecte y deje que su olla

se enfríe antes de limpiar.

- La base térmica no se debe sumergir en agua o en cualquier líquido.
- Siempre saque la tapa antes de sacar el inserto o la loza.
- El inserto de la olla de cocción lenta es apta para el lavavajillas. Cuando el lavavajillas no es suficiente, puede usar lo siguiente:

- Agua caliente con detergente.
- Bicarbonato de sodio (para fregar suavemente).
- Vinagre.

- Use un forro o revestimiento para su olla o un aerosol de cocina antiadherente para poder limpiar fácilmente luego de cocinar.

¡Recuerde estos simples trucos y podrá usar su olla para muchas comidas y muchas reuniones familiares!

Recetas de carne de vacuno

Sopa de vacuno con cebada

Porciones: 8
Tiempo de preparación: 10 minutos

Tiempo de cocción: 8-9 horas en LOW *o 4 horas en* HIGH.

Ingredientes:

1 kilo de filete de aguja sin hueso cortado en trozos de 5 centímetros.

4 dientes de ajo, picados.

1 cebolla cortada.

1 kilo de zanahorias pequeñas.

1 taza de champiñones blancos, en rebanadas.

2 tallos de apio, cortados.

1 taza de cebada perlada sin cocinar.

1 caja de 1,36kg de caldo de carne, reducido en sodio y sin grasa.

1 tarro o caja de 227g de salsa de tomate.

1/8 taza de salsa Worcestershire.

Sal y pimienta.

Perejil fresco picado, para decorar.

Instrucciones:

1) Ponga todos los ingredientes, menos el perejil, en la olla de cocción lenta. Revuelva.

2) Cocine de 8 a 9 horas en *LOW* o durante 4 horas en *HIGH*.

3) Sirva y ponga el perejil para decorar.

Información nutricional (por porción):

Calorías 275
Grasas 6g
Carbohidratos 28g
Proteínas 28g
Sodio 290mg

Estofado de vacuno

Porciones: 8
Tiempo de preparación: 15 minutos
Tiempo de cocción: 8 horas en LOW
Ingredientes:
<u>Para dorar</u>
1 kilo de lomo sin hueso cortado en cubos de 5 centímetros.
½ cucharadita de sal
¼ cucharadita de pimienta negra molida, dividida
2 cucharadas de aceite de oliva
<u>Mezcla de cerveza</u>
1 cucharada de aceite de oliva
2 cebollas medianamente grandes, picadas
6 dientes de ajo, cortados finamente
1 cucharadita de sal
¼ cucharadita de pimienta negra
355ml de cerveza
1 taza de caldo de vacuno sin sal

Otros ingredientes

6,8kg de papas pequeñas partidas a la mitad

450gr de zanahorias peladas y cortadas en trozos de 5 centímetros

4 ramitas de tomillo

2 hojas de laurel

Pasta

¼ taza de caldo de vacuno sin sal

2 cucharadas de harina todo uso

1 cucharada de mostaza de Dijon

1 cucharada de vinagre de vino tinto

Decoración

¼ taza de perejil cortado

Instrucciones:

1) Caliente el aceite de oliva en una gran sartén a fuego medio. Selle y dore la carne de manera pareja. Esparza sal y pimienta y transfiera a la olla de cocción lenta.

2) En la misma sartén, saltee el ajo y la cebolla en aceite de oliva. Añada la cerveza y deje hervir durante 2 minutos.

3) Añada el caldo, sal y pimienta y haga que hierva. Transfiera esta mezcla a la olla de cocción lenta, incluyendo el aceite y trocitos de carne pegados a la sartén, para

darle sabor al estofado.

4) Incorpore las papas, zanahorias, tomillo y hojas de laurel.

5) Cubra y deje cocinar 7 horas en *LOW*.

6) Pasado este tiempo la carne debiese estar tierna. Se puede prolongar el tiempo si es necesario.

7) Mezcle el caldo de vacuno, harina, mostaza y vinagre de vino tinto para hacer una pasta. Vierta en la olla de cocción lenta y revuelva. Cocine otros 15 minutos o hasta que espese.

8) Saque las ramitas de tomillo y las hojas de laurel.

9) Sirva con el perejil como decoración.

Información nutricional (por porción)

Calorías 386

Grasas 18g

Carbohidratos 28g

Proteínas 25g

Sodio 509mg

Estofado irlandés

Porciones: 8

Tiempo de preparación: 15 minutos

Tiempo de cocción: 8 horas en LOW

Ingredientes:

1 kilo de carne corte aguja en cubos
1 cebollas grande cortada
5 zanahorias cortada en tamaños similares a la carne
400 gramos de tomates en conserva cortados
1 caja o lata de 227 gramos de salsa de tomate
¾ taza de cebada perlada sin cocinar, remojada y drenada
5 tazas de caldo de vacuno
1 taza de agua
3 tallos de apio cortados
1 hoja de laurel
½ cucharadita de salvia
½ cucharadita de tomillo
Sal y pimienta

Instrucciones:

1) Ponga todos los ingredientes en la olla de cocción lenta y revuelva.
2) Cubra y deje cocinar 8 horas en *LOW*. La sopa estará lista cuando la carne esté tierna.
3) Retire la hoja de laurel y sirva.

Información nutricional (por porción):

Calorías 415
Grasas 15g
Carbohidratos 36g
Proteínas 27g
Sodio 740mg

Sopa de hamburguesa de tocino y queso

Porciones: 6-8
Tiempo de preparación: 15 minutos
Tiempo de cocción: 7 horas en LOW

Ingredientes:

½ kilo de carne de vacuno molida
1 taza de cebolla cortada
4 dientes de ajo picados
2 cucharadas de aceite para cocinar
400 gramos de tomates en conserva picados
1/3 taza de trozos de tocino
½ taza de apio picado
1 taza de zanahoria rallada
2 tazas de patatas en cubos
226 gramos de queso crema en cubos
4 tazas de caldo de pollo
1 cucharadita de albahaca seca
1 cucharadita de perejil seco
Sal y pimienta

¼ taza de harina
1 taza de leche
2 tazas de queso cheddar rallado

Instrucciones:

1) Saltee la carne, la cebolla y ajo en una sartén a fuego medio. Asegúrese de que la carne se dore de manera pareja. Vierta en la olla de cocción lenta.

2) Añada los tomates, trozos de tocino, apio, zanahoria, papas, queso crema, caldo de pollo, albahaca, perejil, sal y pimienta y mezcle.

3) Cubra y cocine durante 6 horas y 50 minutos en *LOW*.

4) Bata la leche con la harina para hacer una pasta.

5) Añada esta pasta al estofado junto con el queso rallado.

6) Cocine 10 minutos más para espesar y hasta que el queso se haya derretido.

Información nutricional (por porción):

Calorías 630
Grasas 17g
Carbohidratos 85g
Proteínas 38g
Sodio 2.312mg

Sopa de vacuno y repollo

Porciones: 10
Tiempo de preparación: 15 minutos
Tiempo de cocción: 8 horas en LOW

Ingredientes:

½ kilogramo de carne cortada en trozos de 2 centímetros
2 cucharadas de aceite para cocinar
Sal y pimienta
1 repollo mediano cortado
1 cebolla grande picada finamente
6 tazas de caldo de vacuno, divididas
3 tazas de agua
2 dientes de ajo picados
¼ cucharadita de albahaca seca
¼ cucharadita de orégano seco
Azúcar a gusto

Instrucciones:

1) Acomode el repollo cortado en la olla de cocción lenta.

2) Seque la carne con toallas y sazone con sal y pimienta.

3) Ponga aceite en una sartén y selle la carne a fuego medio. Los trozos de carne deben dorarse de igual manera.

4) Añada aproximadamente 3 tazas de

caldo de vacuno a la sartén y deje hervir. Revuelva y retire los trozos de carne para agregarlos a la olla de cocción lenta.

5) Adicione el repollo, los tomates, la cebolla, el agua, el ajo, la albahaca, el orégano y el caldo de vacuno restante a la olla.

6) Cocine durante 10 horas en *LOW*.

7) Añada azúcar a gusto.

8) El sabor de la sopa mejor luego de que la deje en el refrigerador o que la congele. En el refrigerador, dura hasta 5 días.

Información nutricional (por porción):

Calorías 176

Grasas 3g

Carbohidratos 15g

Proteínas 13g

Sodio 816mg

Sopa de vacuno, tomate y macarrones

Porciones: 8-10
Tiempo de preparación: 15 minutos
Tiempo de cocción: 8-10 horas en LOW
Ingredientes:
½ kilogramo de carne de vacuno molida
1 cebolla grande cortada

3 dientes de ajos picados
6 tazas de caldo de vacuno
Un tarro de 794 gramos de tomates picados
Un tarro de 794 gramos de tomates enteros
½ taza de kétchup
1 ½ cucharada de salsa Worcestershire
Azúcar morena a gusto
1 cucharadita de sazonador italiano (Si no tiene, mezcle albahaca, orégano, romero y tomillo)
2 tazas de macarrones sin cocinar
Sal y pimienta

Instrucciones:

1) Sazone la carne con sal y pimienta y dórela junto con la cebolla y el ajo en una sartén a fuego medio. La carne estará lista cuando ya no esté rosada.

2) Saque la grasa y ponga la mezcla en la olla de cocción lenta

3) Añada el caldo de vacuno, los tomates, el kétchup, la salsa Worcestershire, azúcar morena y el sazonador italiano.

4) Cubra y deje cocinar durante 8-10 horas en *LOW*. La carne debe estar tierna.

5) Incorpore los macarrones 20 a 25 minutos antes de terminar el tiempo de cocción. Sirva cuando los macarrones estén cocinados.

Información nutricional (por porción):
Calorías 261

Grasas 17g

Carbohidratos 15g

Proteínas 13g

Sodio 727mg

Estofado del hombre hambriento

Porciones: 8

Tiempo de preparación: 20 minutos

Tiempo de cocción: 6-8 horas en LOW

Ingredientes:
½ kilogramo de carne de vacuno molida

1 cebolla mediana cortada

1 cucharada de aceite de cocina

2 tazas de zanahorias cortadas

3 papas rojizas (o papas Russet) cortadas

1 tarro de 454 gramos de frijoles rojos escurridos

¼ taza de arroz de grano largo sin cocinar

1 tarro de 227 gramos de salsa de tomate

4 tazas de agua

¼ cucharadita de chile en polvo
¼ taza de salsa Worcestershire
Aceite de cocina antiadherente

Instrucciones:

1) Cubra la olla de cocción lenta con aceite de cocina antiadherente.

2) Caliente el aceite en una sartén y dore la carne junto con la cebolla. Elimine la grasa y transfiera la carne a la olla de cocción lenta.

3) Añada las zanahorias, las patatas, los frijoles rojos, el arroz, la salsa de tomate, el agua, el chile en polvo y la salsa Worcestershire.

4) Cubra y cocine durante 6-8 horas en *LOW*. Si las patatas y el arroz aún no están completamente cocinados luego de 6 horas de cocción, siga cocinando durante otra hora y vaya verificando cada 30 minutos si está listo.

Información nutricional (por porción):

Calorías 274

Grasas 12g

Carbohidratos 27g

Proteínas 14g

Sodio 342mg

Estofado de carne a la cacerola saludable y contundente

Porciones: 8
Tiempo de preparación: 15 minutos
Tiempo de cocción: 6-8 horas en LOW, 4-5 horas en HIGH

Ingredientes:

1 kilogramos de filete de aguja sin huevo cortado en cubos de 3-4 centímetros
¼ taza de harina
1 cucharadita de tomillo seco
½ cucharadita de pimienta negra molida
4 cucharadas de aceite de oliva
1 cebolla grande cortada
3 dientes de ajo picados
3 tazas de caldo de vacuno bajo en sodio
3 cucharadas de pasta de tomate
1 tarro de 794 gramos de tomates picados, sin drenar
½ cucharadita de sal
450 gramos de champiñones frescos
1 pimiento morrón mediano rojo picado
2 tallos de apio cortados
1 taza de zanahorias cortadas
Perejil fresco

Instrucciones:

1) Seque los cubos de carne con toallas de papel

2) Combine la harina con el tomillo y la pimienta negra. Cubra los trozos de carne con esta mezcla.

3) Ponga aceite de oliva en una sartén y selle la carne a fuego medio. Dore la carne y llévela a la olla de cocción lenta.

4) Añada la cebolla, ajo, caldo de vacuno, pasta de tomate, tomates, sal, champiñones, pimiento morrón, apio y zanahorias.

5) Cubra y deje cocinar durante 6 a 8 horas en *LOW* o de 4 a 5 horas en *HIGH.*

6) Decore con perejil y sirva

Información nutricional (por porción):

Calorías 265

Grasas 11g

Carbohidratos 16g

Proteínas 28g

Sodio 743 mg

Sopa de carne y vegetales tradicional

Porciones: 8

Tiempo de preparación: 15 minutos

Tiempo de cocción: 8-10 horas en LOW, *4-5*

horas en HIGH

Ingredientes:

½ kilogramo de carne de vacuno cortada en cubos de 1 centímetro y medio

1 paquete de 680 gramos de vegetales congelados mixtos, descongelados

4 tazas de patatas rojizas o russet picadas

1 cebolla grande picada

425 gramos de tomates picados

425 gramos de frijoles blancos

907 gramos de caldo de vacuno (o una caja grande de caldo de vacuno)

Sal y pimienta

1 cucharadita de ajo picado

2 hojas de laurel

1 cucharada de aceite vegetal

Instrucciones:

1) Seque los cubos de carne con toallas de papel. Sazone con sal y pimienta.

2) Ponga aceite de oliva en una sartén y selle la carne a fuego medio. Cuando esté dorada, transfiera a la olla de cocción lenta.

3) Añada los vegetales congelados, patatas, cebolla, tomate, frijoles, caldo, sal, pimienta, ajo y hojas de laurel.

Revuelva y cubra.

4) Cocine 8-10 horas en *LOW* o 4-5 en *HIGH*. El caldo estará listo cuando la carne y las papas estén tiernas.

5) Retire las hojas de laurel y sirva.

Información nutricional (por porción):

Calorías 262

Grasas 5g

Carbohidratos 25g

Proteínas 28g

Sodio 290mg

BoeufBourguignon con patatas

Porciones: 10

Tiempo de preparación: 10 minutos

Tiempo de cocción: 6-8 horas en LOW

Ingredientes:

2 cucharadas de aceite de oliva

1 kilo de carne cortada en trozos de 3-4 centímetros

1 cucharadita de sal

1 cucharadita de pimienta negra molida

2 cucharadas de harina

1 puñado de tomillo fresco

½ taza de coñac

2 tazas de caldo

2 tazas de vino de borgoña o cualquier otro vino tinto

1 ½ cucharada de pasta de tomate

4 dientes de ajo molidos

1 cebolla grande cortada

3 zanahorias cortadas en trozos de 2,5 centímetros

½ kilo de patatas pequeñas

110 gramos de champiñones cortados a la mitad

½ kilo de cebollas perlas

1 ½ cucharadita de vinagre de vino tinto (para añadir al final)

Instrucciones:

1) Seque la carne y sazone con harina, sal y pimienta. Selle la carne en una sartén a fuego medio. La carne debe estar dorada de manera pareja.

2) Ponga la carne en la olla de cocción lenta y ponga tomillo sobre esta.

3) Apague el fuego de la sartén y vierta el coñac. Agregue vino y caldo de vacuno y siga revolviendo, prenda el fuego nuevamente si es necesario. Añada la pasta de tomate y revuelva hasta que se disuelva bien en el líquido.

4) Agregue el ajo, cebolla, zanahoria, patatas y champiñones a la olla de cocción lenta. Vierta el líquido de la sartén.

5) Cubra y deje cocinar durante 6-8 horas en *LOW*.

6) Remueva los tallos de tomillo y añada el vinagre. Ajuste con especias si quiere.

NOTA: esta sopa tiene alcohol y no es apta para niños.

Información nutricional (por porción):

Calorías 177

Grasas 7g

Carbohidratos 6g

Proteínas 16g

Sodio 541mg

Recetas de ave y pollo

Estofado Brunswick en un paso

Porciones: 9
Tiempo de preparación: 10 minutos
Tiempo de cocción: 8 horas en HIGH

Ingredientes:

4 tazas de *Hash Brown Potatoes* estilo sureño (si en su país no venden, son papas ralladas, pasadas en agua para sacarles todo el almidón y luego se secan para que

al freírlas queden doradas)
4 cebollas medianas picadas
2 tazas de caldo de pollo sin grasa y bajo en sodio
1 ½ taza de judías de Lima congeladas, luego las descongela
1 ¼ taza de pimiento morrón verde cortado
1 taza de quimbombó congelado cortado, luego lo descongela
1 taza de salsa barbacoa
1 taza de pechuga de pollo cocinada picada
½ taza de apio picado
½ cucharadita de pimienta negra molida
¼ cucharadita de sal
340 gramos de cerdo desmenuzado ahumado cortado
454 gramos de salsa de tomate sin sal
432 gramos de granos de maíz y pimientos morrones
410 gramos de tomates picados sin sal

Instrucciones:

1) Ponga todos los ingredientes en una olla de cocción lenta de 7 cuartos, luego cubra y cocine durante 8 horas en *HIGH*.

Información nutricional (por porción):
Calorías 316
Grasas 8g
Carbohidratos 41g
Proteínas 20g
Sodio 649mg

Clásica sopa con letritas

Porciones: 6
Tiempo de preparación: 5 minutos
Tiempo de cocción: 7-8 horas en LOW, *4-5 horas en* HIGH

Ingredientes:

1 kilogramo de muslos de pollo sin piel y sin hueso
4 zanahorias cortadas en trozos de 2,5 centímetros
4 tallos de apio cortados en trozos de 1 centímetro
1 cebolla mediana partida a la mitad
2 dientes de ajos molidos
2 hojas de laurel
6 tazas de caldo de pollo
Sal y pimienta
½ taza de fideos de letras (se añaden hacia el final)

¼ taza de perejil fresco cortado (se añade cuando la sopa esté lista)

Galletas de soda para servir

Instrucciones:

1) Ponga el pollo, zanahoria, apio, cebolla, ajo, hojas de laurel y caldo de pollo en la olla de cocción lenta. Sazone con sal y pimienta.

2) Cubra y deje cocinar durante 4-5 horas en *HIGH* o 7-8 horas en *LOW*.

3) Saque el pollo y déjelo en un plato unos 20 minutos antes de que el tiempo de cocción haya terminado.

4) Agregue los fideos a la olla de cocción lenta y revuelva. Siga cocinando en *HIGH* durante 15 a 20 minutos o hasta que los fideos estén listos.

5) Desmenuce el pollo mientras los fideos se están cocinando.

6) Agregue otra vez el pollo a la sopa cuando los fideos estén listos. Añada perejil y revuelva.

7) Sirva con las galletas de soda.

Información nutricional (por porción):

Calorías 293

Grasas 12g

Carbohidratos 16g
Proteínas 30g
Sodio 464mg

Chowder de pollo y maíz cálido

Porciones: 8
Tiempo de preparación: 15 minutos
Tiempo de cocción: 7-8 horas en LOW *o 3-4 horas en* HIGH

Ingredientes:
½ kilogramo de muslos de pollo sin piel ni huesos cortados en trozos de 1 centímetro
2 papas de cáscara roja grandes picadas
1 cebolla picada
3 zanahorias peladas y cortadas
2 tallos de apio picados
2 tazas de granos de maíz
2 tazas de caldo de pollo
2 tazas de leche
3 dientes de ajo picados
½ cucharadita de tomillo seco
½ cucharadita de orégano seco
Una pizca de pimienta roja
1 hoja de laurel
Sal y pimienta
½ taza de *half and half* (si en su país no

existe, puede mezclar ¼ de taza de leche y ¼ taza de crema de leche)
2 cucharadas de maicena
2 cucharadas de mantequilla sin sal
5 tiras de tocino cocinado y picado
2 cucharadas de cebollino fresco picado (también se le conoce como *ciboulette*)

Instrucciones:

1) Ponga el pollo junto con las papas, cebolla, zanahorias, apio, maíz, caldo de pollo, leche, ajo y hoja de laurel en la olla de cocción lenta. Sazone con tomillo, orégano y pimienta roja.

2) Cubra y cocine durante 7-8 horas en *LOW* o durante 3-4 horas en *HIGH*.

3) Bata la maicena con la *half and half* en un recipiente.

4) Vierta esta mezcla en la olla 30 minutos antes de que el tiempo de cocción termine. Añada la mantequilla.

5) Cocine 10 a 15 minutos más o hasta que la sopa espese y sea cremosa.

6) Sirva con tocino y cebollino como adorno.

Información nutricional (por porción):
Calorías 293

Grasas 13g
Carbohidratos 26g
Proteínas 19g
Sodio 125mg

Sopa de pato de Shanghái

Porciones: 2
Tiempo de preparación: 20 minutos
Tiempo de cocción: 8 horas en LOW

Ingredientes:

1 pato pekinés cocinado, entero
4 tazas de agua (puede necesitar más)
4-6 hojas de *choy sum* o de repollo de Shanghái
4 hongos del árbol *shii*(también conocido simplemente como *shiitake)*
400 gramos de fideos udon
Aceite de sésamo
Pimienta blanca
Hojas de albahaca tailandesa

Instrucciones:

1) Hidrate los champiñones en agua caliente durante 10 minutos. Deje a un lado.

2) Remoje los fideos udon en agua recién hervida durante 1 minuto. Drene y deje en

un recipiente. Deje a un lado.

3) Ponga el pato en la olla de cocción lenta. Llene con suficiente agua para cubrirlo.

4) Cubra y cocine durante 8 horas en *LOW* o hasta que la carne de pato se desprenda fácilmente del hueso.

5) Saque el pato y póngalo en un plato para desmenuzarlo. Ponga el *choyshum* en el caldo de pato caliente dentro de la olla de cocción lenta. Separe la parte de la pechuga de pato y cortefinamente para decorar. Desmenuce la carne restante.

6) Ajuste el sabor de la sopa con sal y pimienta, si quiere.

7) Escurra los champiñones *shiitake* y adicione a los fideos preparados junto con la carne de pato desmenuzada.

8) Vierta el caldo sobre la mezcla de los fideos.

9) Ponga tiras de pechuga de pato y hojas de albahaca tailandesa encima.

10) Añada unas gotas de aceite de sésamo y espolvoree pimienta blanca antes de servir.

Información nutricional (por porción):

Calorías 363
Grasas 10g
Carbohidratos 3g
Proteínas 10g
Sodio 623mg

Sopa de pollo con arroz salvaje

Porciones: 8
Tiempo de preparación: 10 minutos
Tiempo de cocción: 6-7 horas en LOW *o 3-4 horas en* HIGH

Ingredientes:

1 kilo de pechuga de pollo deshuesada y sin piel
1 cebolla mediana picada
3 zanahorias peladas y picadas
3 tallos de apio picados
2 dientes de ajo picados finamente
1 taza de arroz salvaje sin cocinar, remojado y drenado
2 hojas de laurel
½ cucharadita de tomillo seco
10 tazas de caldo de pollo bajo en sodio
¼ taza de perejil fresco picado
Sal y pimienta

Instrucciones:

1) Ponga el pollo en la olla de cocción lenta junto con la cebolla, zanahoria, apio, ajo, arroz y hojas de laurel. Sazone con tomillo y vierta el caldo.
2) Cubra y cocine durante 6-7 horas en *LOW* o durante 3-4 horas en *HIGH*.
3) Retire el pollo cuando esté listo y desmenúcelo.
4) Ponga el pollo desmenuzado en la olla otra vez y revuelva. Sazone con sal y pimienta.
5) Quite las hojas de laurel.
6) Adorne con perejil y sirva.

Información nutricional (por porción):
Calorías 150
Grasas 6g
Carbohidratos 18g
Proteínas 7g
Sodio 470mg

Caldo de pollo (sopa de fideos y pollo tradicional de Vietnam)

Porciones: 4
Tiempo de preparación: 25 minutos
Tiempo de cocción: 8-10 horas en LOW *o 4-6 horas en* HIGH

Ingredientes:

250 gramos de las puntas de las alitas de pollo

750 gramos de trozos de pollo variados

½ cebolla mediana

3 pulgares de jengibre picados

2 cucharadas de semillas de cilantro

4 clavos de olor enteros

2 aníes estrellados enteros

2 cucharadas de azúcar

2 cucharadas de salsa de pescado

1 puñado de tallos de cilantro, atados

Agua

250 gramos de pechuga de pollo deshuesada y picada finamente (se cocinará por separado)

500 gramos de fideos de arroz sin cocinar (de 6 milímetros)

12 tazas de brotes de soja (también conocido como dientes de dragón) lavados

½ taza de cebolla roja (o morada) cortada finamente

½ lima cortada en 4 rodajas

Hojas de cilantro

Salsa Sriracha picante o chili fermentado (opcional)

Salsa hoisin (opcional)
Instrucciones:
Para el caldo:
1)   Ponga las puntas de las alitas de pollo, trozos de pollo, cebolla, jengibre, semillas de cilantro, clavos de olor, anís estrellado, azúcar, salsa de pescado y el cilantro amarrado en la olla de cocción lenta.

2)   Añada agua hasta que la olla esté a ¾ de su capacidad.

3)   Cubra y cocine durante 8-10 horas en *LOW* o durante 4-6 horas en *HIGH*.

4)   Retire el pollo (que añadirá luego sobre los fideos) y saque los tallos de cilantro.

5)   Cuele el caldo con una tela de quesería. Bote los sólidos. Lo que necesita es el caldo limpio y sabroso.

6)   Arregle el sabor del caldo con salsa de pescado y azúcar si lo desea.

Para los fideos y la pechuga de pollo
7)   Hierva agua en una olla para los fideos.

8)   Remoje los fideos de arroz en agua helada durante 5 minutos y luego cuélelos.

9)   Baje el calor cuando el agua hierva y añada los trozos de pechuga de pollo y

cocine durante 1 a 5 minutos. Retírelos.

10) Ponga los fideos de arroz en el agua y cocine durante 1 minuto.

11) Retire los fideos y póngalos en un gran recipiente o divida en 4 recipientes pequeños.

Hacer la sopa

12) Cubra los fideos con el pollo cortado, los brotes de soja, hojas de cilantro y cebolla roja.

13) Vierta el caldo sobre los fideos y su acompañamiento.

14) Sirva con lima y condimentos.

Información nutricional (por porción):

Calorías 390

Grasas 6g

Carbohidratos 58g

Proteínas 25g

Sodio 1.200mg

Estofado de pollo con salsa y ají

Porciones: 6
Tiempo de preparación: 15 minutos
Tiempo de cocción: 4-5 horas en HIGH
Ingredientes:
450 gramos de pechugas de pollo

deshuesadas y sin piel
4 muslos de pollo deshuesados y sin piel
2 patatas peladas y cortadas en trozos de 3-4 centímetros
280 gramos de granos de maíz congelados
2 tallos de apio picados
2 zanahorias peladas y picadas
1 cebolla picada en tiras de 1 centímetro, gruesas
2 dientes de ajo molidos
1 taza de salsa embotellada
1 ½ cucharadita de comino en polvo
1 cucharadita de chile en polvo
½ cucharadita de pimienta negra recién molida
2 ½ tazas de caldo de pollo sin grasa y reducido en sodio
4 tortillas de maíz frescas de 6-7 centímetros cortadas en tiras
Perejil cortado fresco (opcional)

Instrucciones:

1) Mezcle todos los ingredientes en la olla de cocción lenta.

2) Tape y deje cocinar durante 4 horas en *HIGH*.

3) Retire el pollo y desmenúcelo.

4) Ponga el pollo desmenuzado de vuelta en la olla de cocción lenta y añada las tiras de tortilla.

5) Sirva adornado con el perejil.

Información nutricional (por porción):
Calorías 403

Grasas 5g

Carbohidratos 55g

Proteínas 35g

Sodio 543mg

Sopa cremosa de pollo y champiñones

Porciones: 4

Tiempo de preparación: 15 minutos

Tiempo de cocción: 8-9 horas en LOW

Ingredientes:
8 muslos de pollo deshuesados y sin piel

226 gramos de champiñones sin el tallo y cortados a la mitad

4 zanahorias cortadas en trozos de 2-3 centímetros

2 ramitas de tomillo fresco

1 hoja de laurel

1 cebolla mediana picada

1/3 taza de harina común

½ taza de agua

Sal y pimienta negra
1 taza de guisantes congelados
1 taza de judías verdes congeladas
1/3 taza de crema espesa
Masa de hojaldre pre horneada para cubrir los tazones de sopa (opcional)

Instrucciones:

1) Ponga los champiñones, zanahorias, cebolla, tomillo y hoja de laurel en la olla de cocción lenta. Mezcle la harina con el agua y vierta sobre los vegetales. Revuelva.

2) Ponga el pollo encima. Sazone con sal y pimienta.

3) Tape y deje cocinar durante 7-8 horas en *LOW* o durante 4-5 horas en *HIGH*. El pollo y los vegetales deben estar tiernos.

4) Agregue los guisantes, judías verdes y la crema. Adicione más sal o pimienta si quiere.

5) Cubra y deje cocinar otros 5-10 minutos.

6) Cubra con la masa de hojaldre pre horneada luego de servir la sopa en los tazones.

Información nutricional (por porción):
Calorías 690

Grasas 37g
Carbohidratos 47g
Proteínas 41g
Sodio 1.209mg

Sopa de pollo thai con curry y leche de coco

Porciones: 6
Tiempo de preparación: 15 minutos
Tiempo de cocción: 4 horas en HIGH
Ingredientes:
2 cucharadas de pasta de curry rojo
709 mililitros de leche de coco
2 tazas de caldo de pollo
2 cucharadas de salsa de pescado
2 cucharadas de azúcar morena
2 cucharadas de mantequilla de maní
680 gramos de pechuga de pollo cortada en trozos de 3-4 centímetros
1 pimiento morrón rojo sin semillas y cortado en tiras de medio centímetro
1 cebolla cortada finamente
1 trozo de jengibre fresco cortado
1 taza de guisantes congelados, descongelados
1 cucharada de jugo de lima

Cilantro para decorar
Arroz blanco cocinado

Instrucciones:

1) Ponga la pasta de curry, leche de coco, caldo de pollo, salsa de pescado, azúcar morena y la mantequilla de maní en la olla de cocción lenta. Mezcle bien.

2) Ponga el pollo encima y añada el pimiento morrón junto con la cebolla y el jengibre.

3) Tape y deje cocinar durante 4 horas en *HIGH*.

4) Adicione los guisantes y cocine otros 30 minutos.

5) Añada el jugo de lima.

6) Sirva junto con el cilantro y el arroz.

Información nutricional (por porción):

Calorías 147

Grasas 5g

Carbohidratos 8g

Proteínas 16g

Sodio 977mg

Sopa con pavo y fideos

Porciones: 8
Tiempo de preparación: 20 minutos

Tiempo de cocción: 9-10 horas en LOW

Ingredientes:

7 tazas de caldo de pollo o pavo
3 tazas de pavo cocinado desmenuzado
1 zanahoria grande cortada en tiras
2 tallos de apio picados
1 cebolla blanca grande picada
2 hojas de laurel
½ cucharadita de tomillo
226 gramos de fideos fettuccine (partidos)
Sal y pimienta

Instrucciones:

1) Ponga en la olla de cocción lenta el caldo, el pavo desmenuzado, zanahoria, apio, cebolla, hojas de laurel y el tomillo.

2) Cubra y deje cocinar durante 8 horas en *LOW*.

3) Hierva agua en una olla en la cocina al cabo de 8 horas de cocción. Agregue los fideos y cocine durante 12 minutos. Retire y cuele.

4) Adicione los fideos a la olla de cocción lenta. Cocine durante otra hora y media en *HIGH*.

5) Los fideos estarán suaves y la sopa estará espesa.

Información nutricional (por porción):
Calorías 204
Grasas 5g
Carbohidratos 22g
Proteínas 16g
Sodio 610mg

Recetas de cerdo

Sopa de guisantes con codillo de cerdo

Porciones: 8
Tiempo de preparación: 15 minutos
Tiempo de cocción: 8 horas en LOW
Ingredientes:
1 kilo de codillo de cerdo ahumado
2 ¼ taza de guisantes verdes partidos a la mitad remojados y escurridos
1 ½ taza de patatas cortadas en cubo y peladas
5 dientes de ajo cortados
1 cebolla grande picada
2 tallos de apio picados
2 zanahorias medianas peladas y picadas
1 hoja de laurel grande
Sal y pimienta al gusto
6 tazas de agua
½ taza de crema ácida light

Instrucciones:

1) Ponga los guisantes, patatas, ajo, cebolla, apio, zanahoria, hoja de laurel y el codillo de cerdo en la olla de cocción lenta, en capas en el orden en que se enlista aquí.

2) Tape y cocine durante 8 horas en *LOW*.

3) Retire el cerdo y desmenuce o corte en trozos que sean de un bocado. Quítele los huesos.

4) Saque la hoja de laurel.

5) Puede ajustar la textura y consistencia de la sopa moliendo los sólidos o añadiendo un poco de agua caliente.

6) Agregue el cerdo cortado o desmenuzado.

7) Sirva con la crema ácida encima

Información nutricional (por porción):

Calorías 304

Grasas 5g

Carbohidratos 45g

Proteínas 22g

Sodio 594mg

Sopa de frijoles blancos y codillo de cerdo

Porciones: 8

Tiempo de preparación: 15 minutos
Tiempo de cocción: 8-9 horas en LOW

Ingredientes:

2 cucharadas de aceite de oliva
1 cebolla grande picada
2 tallos de apio picados
2 zanahorias medianas cortadas
1 cucharada de tomillo fresco picado
6 dientes de ajo cortados
1 kilo de codillo de cerdo ahumado
1 taza de frijoles blancos secos
1 ½ litro de caldo de pollo sin sal
¼ taza de cebollinos frescos picados
Pimienta negra recién molida

Instrucciones:

1) Caliente el aceite de oliva en una sartén. Saltee la cebolla, apio, zanahoria, tomillo y ajo en la sartén a fuego medio. Cocine hasta que los vegetales estén tiernos. Transfiéralos a la olla de cocción lenta, asegúrese de verter hasta los trocitos pegados a la sartén.

2) Añada los codillos de cerdo, frijoles y el caldo de pollo.

3) Tape y deje cocinar durante al menos 8 horas en *LOW*. Los frijoles deben tener la

textura que usted desee.

4) Retire el cerdo y córtelo en trozos que sean de un solo bocado, botando los huesos y el exceso de grasa.

5) Ponga de nuevo el cerdo en la olla de cocción lenta y revuelva.

6) Cocine durante 10 minutos más para que los sabores se mezclen.

7) Sirva con cebollinos encima y pimienta negra.

Información nutricional (por porción):

Calorías 260

Grasas 5g

Carbohidratos 36g

Proteínas 19g

Sodio 639mg

Sopa de patatas y tocino

Porciones: 8
Tiempo de preparación: 15 minutos
Tiempo de cocción: 8-9 horas en LOW

Ingredientes:

½ taza de tocino previamente cocinado en migas

2 cucharaditas de grasa de tocino

1 cebolla grande picada

1 kilo y 360 gramos de patatas peladas y picadas en trozos de menos de 1 centímetro
Aerosol de cocina antiadherente
½ taza de agua
266 mililitros de caldo de pollo sin grasa y bajo en sodio
½ cucharadita de sal
½ cucharadita de pimienta negra recién molida
2 tazas de leche descremada
¾ taza de queso cheddar rallado
½ taza de crema ácida light
4 cucharaditas de cebollinos frescos cortados

Instrucciones:

1) Caliente la grasa del tocino en una sartén a fuego medio y cocine la cebolla hasta que esté tierna.

2) Cubra su olla de cocción lenta con el aerosol antiadherente.

3) Ponga las patatas en la olla y encima ponga la cebolla salteada junto con la grasa del tocino.

4) Vierta el agua con el caldo, la sal y la pimienta.

5) Cubra y deje cocinar durante 8 horas en *LOW* o hasta que las patatas estén tiernas.

6) Muela las patatas. Añada la leche con el queso.

7) Ponga la olla de cocción lenta en *HIGH* y cocine durante 20 minutos o hasta que esté caliente.

8) Sirva con crema ácida y el tocino con los cebollines encima. Añada más queso si quiere.

Información nutricional (por porción):
Calorías 259
Grasas 6g
Carbohidratos 38g
Proteínas 13g
Sodio 683mg

Pozole mexicano picante y sabroso

Porciones: 8
Tiempo de preparación: 10 minutos
Tiempo de cocción: 8 horas en LOW

Ingredientes:
1 cucharada de aceite de canola
1 kilo de lomo de cerdo cortado en trozos de 3-4 centímetros

4 tazas de caldo de pollo bajo en sodio y sin grasa
1 cebolla mediana cortada
1 ½ cucharadita de comino en polvo
1 cucharadita de orégano seco
½ cucharadita de pimienta negra recién molida
¼ cucharadita de clavos molidos
1/8 cucharadita pimiento rojo molido
4 dientes de ajo cortados
878 gramos de maíz pozolero remojado y escurrido
255 gramos de chiles verdes envasados (sin escurrir)
1 taza de repollo picado finamente
4 rábanos cortados en lonjas finas
1 aguacate pequeño cortado
Rodajas de lima (opcional)

Instrucciones:

1) Seque el cerdo con toallas de papel.
2) Ponga el aceite en una sartén y dore el cerdo por todos lados.
3) Acomode el cerdo con el caldo, la cebolla, el comino, orégano, pimienta negra, clavos, ajo, maíz pozolero y chiles verdes en la olla de cocción lenta.

4) Tape y cocine durante 8 horas en *LOW*.
5) Vierta en tazones y ponga el repollo, rábano y aguacate encima.
6) Sirva con las rodajas de lima.

Información nutricional (por porción):
Calorías 213
Grasas 6g
Carbohidratos 12g
Proteínas 27g
Sodio 553mg

Cassoulet para los amantes de la carne

Porciones: 8
Tiempo de preparación: 15 minutos
Tiempo de cocción: 5 horas en LOW

Ingredientes:
2 tiras de tocino, de preferencia *center cut*(esto es con menos grasa)
2 tazas de cebolla picada
1 cucharadita de tomillo seco
½ cucharadita de romero seco
3 dientes de ajo picados
822 gramos de tomates enlatados, escurridos
Sal y pimienta
850 gramos de frijoles blancos remojados

y luego escurridos (divididos)

450 gramos de lomo de cerdo magro sin hueso, cortado en trozos de 2,5 centímetros

227 gramos de salchicha ahumada reducida en grasa cortada en trozos de 1 a 1,5 centímetros

Queso parmesano rallado finamente

Perejil de hoja plana picado

Instrucciones:

1) Caliente una sartén a fuego medio y cocine el tocino hasta que esté crujiente. Retire y desmenuce.

2) Use el aceite del tocino para dorar el cerdo y las salchichas, retire de la sartén y déjelas a un lado. Añada la cebolla, tomillo, romero y ajo a la sartén y cocine durante 3 minutos.

3) Vuelva a poner el tocino en la sartén y agregue los tomates. Sazone con sal y pimienta. Deje que hierva.

4) Escurra y enjuague los frijoles. En un recipiente, muela la mitad hasta que la textura sea gruesa. Vierta las dos mitades de frijoles en la mezcla de cerdo.

5) Haga capas en la olla de cocción lenta

con la mitad de la mezcla de frijoles y luego la mitad de la mezcla de tomates. Repita el procedimiento.

6) Cubra y deje cocinar 5 horas en *LOW*.

7) Deje que repose 30 minutos luego de apagar la olla, si quiere.

8) Sirva con el perejil y el queso parmesano encima para decorar.

Información nutricional (por porción):
Calorías 249
Grasas 8g
Carbohidratos 24g
Proteínas 22g
Sodio 627mg

Curry de tomates, lentejas y tocino

Porciones: 6
Tiempo de preparación: 10 minutos
Tiempo de cocción: 8 horas en LOW

Ingredientes:

6 tiras de tocino, de preferencia *center cut*(esto es con menos grasa)
1 cebolla grande picada
4 dientes de ajo picados finamente
3 tazas de caldo de pollo reducido en sodio y sin grasa

1 taza de lentejas secas
1 zanahoria mediana cortada
2 tallos de apio picados
2 cucharaditas de curry en polvo
½ cucharadita de jengibre molido o en polvo
¼ cucharadita de canela en polvo
822 gramos de tomates cocidos sin sal, sin escurrir
½ taza de *half and half* (que puede reemplazar mezclando partes iguales de crema y leche para hacer ½ taza)
2 cucharadas de jerez seco

Instrucciones:

1) Caliente una sartén a fuego medio y cocine las tiras de tocino hasta que estén crujientes. Retire y pique.

2) Use el aceite del tocino para saltear la cebolla y el ajo durante 3 minutos. Vierta en la olla de cocción lenta.

3) Añada el caldo de pollo, lentejas, zanahoria, apio, curry en polvo, jengibre, canela y tomates a la olla de cocción lenta.

4) Cubra y deje cocinar 8 horas en *LOW*.

5) Añada el jerez seco y la *half and half*.

6) Sirva con tocino encima.

Información nutricional (por porción):
Calorías 218
Grasas 4g
Carbohidratos 33g
Proteínas 13g
Sodio 445mg

Sopa de frijoles negros y cerdo con cerveza

Porciones: 6
Tiempo de preparación: 15 minutos
Tiempo de cocción: 4-6 horas en HIGH
Ingredientes:
709 mililitros de cerveza
3 tazas de agua
1 cucharada de chile chipotle en adobo, picados y escurriendo, pero guarde la salsa
1 cucharada de adobo
1 cucharadita de comino en polvo
1 cebolla grande picada
2 tazas de frijoles negros remojados
680 gramos de paleta de cerdo sin hueso
1 ½ cucharaditas de sal
½ taza de crema ácida
½ taza de salsa fresca
¼ taza de cilantro fresco

Instrucciones:

1) Ponga la cerveza, agua, chiles, adobo, comino, cebolla, frijoles, cerdo y sal en la olla de cocción lenta.

2) Tape y cocine durante 4-6 horas en *HIGH*. La carne debe ser fácil de cortar.

3) Sirva con crema ácida, salsa y cilantro encima.

Información nutricional (por porción):

Calorías 609

Grasas 25g

Carbohidratos 55g

Proteínas 36g

Sodio 599mg

Sopa de frijoles blancos y salchichas estilo cajun

Porciones: 6
Tiempo de preparación: 10 minutos
Tiempo de cocción: 7-8 horas en LOW *o 4-5 horas en* HIGH

Ingredientes:

450 gramos de frijoles blancos secos

225 gramos de salchicha andouille estilo cajun picadas

1 cebolla grande picada

2 tallos de apio cortados
4 ramitas de tomillo fresco
8 tazas de caldo de pollo bajo en sodio
8 tazas de berza o col forrajera, solamente las hojas cortadas en trozos de 2,5 centímetros
1 cucharada de vinagre de vino tinto
Sal y pimienta

Instrucciones:

1) Deje a un lado los últimos 3 ingredientes.

2) Ponga los frijoles, salchicha, cebolla, apio, tomillo y caldo de pollo en la olla de cocción lenta y revuelva.

3) Tape y cocine durante 7-8 horas en *LOW* o durante 4-5 horas en *HIGH*. Los frijoles deben estar tiernos.

4) Retire el tomillo y agregue la col forrajera. Tape y cocine durante 15 minutos más o hasta que la col esté tierna.

5) Añada el vinagre, sal y pimienta al gusto.

Información nutricional (por porción):
Calorías 393
Grasas 8g
Carbohidratos 51g

Proteínas 30g
Sodio 670mg

Ramen de cerdo (simplificado)

Porciones: 8
Tiempo de preparación: 15 minutos
Tiempo de cocción: 9 horas en LOW
Ingredientes:
1 kilo y 360 gramos de paleta de cerdo sin hueso, cortado en 3 trozos iguales
Sal
1 cebolla cortada en trozos grandes
6 dientes de ajo picados
2 trozos de jengibre, pelados y picados
8 tazas de caldo de pollo bajo en sodio, divididas
1 puerro picado
113 gramos de champiñones limpios y cortados en trozos grandes
Salsa de soja para sazonar
Aceite de sésamo para sazonar
680 gramos de fideos de ramen cocinados
4 huevos, pasados por agua (sin llegar a ser huevos duros), partidos a la mitad
4 cebollines picados finamente
Instrucciones:

Paso opcional para dorar

1) Seque la carne con toallas de papel. Sazone con sal.

2) Caliente 2 cucharadas de aceite vegetal en una sartén y dora la carne a fuego medio. Cuando esté parejamente dorada, ponga la carne en la olla de cocción lenta.

3) Retire el aceite sobrante y guárdelo para saltear la cebolla.

4) Vierta una taza de caldo para desglasar la sartén. Añada el ajo y jengibre. Cocine durante 1 minuto.

5) Vierta esta mezcla sobre el cerdo en la olla de cocción lenta. Agregue el ajo, jengibre, caldo de pollo, puerro y champiñones.

6) Cubra y deje cocinar durante 8 horas en *LOW*. El cerdo estará listo cuando sea fácil de cortar con un tenedor.

Si se saltó el paso de dorar

1) Ponga el cerdo, cebolla, ajo, jengibre, caldo, puerro y champiñones en la olla de cocción lenta.

2) Tape y deje cocinar durante 8 horas en *LOW*. El cerdo estará listo cuando sea fácil

de cortar con un tenedor.

Montando el ramen

1) Retire el cerdo y córtelo en bocados, eliminando cualquier grasa excesiva.

2) Tamice el caldo y quite los sólidos. Retire cualquier grasa o aceite que esté en la superficie del caldo.

3) Vierta el caldo en la olla de cocción lenta nuevamente y añada los trozos de cerdo.

4) Sazone con salsa de soja y aceite de sésamo para ajustar el sabor del caldo.

5) Tape nuevamente y cocine durante 30 minutos más.

6) Divida los fideos en 8 recipientes individuales.

7) Sirva cantidades de caldo y cerdo iguales en los recipientes. Encima de cada uno ponga cebollín y la mitad de un huevo pasado por agua.

8) Sirva inmediatamente.

Información nutricional (por porción):

Calorías 483

Grasas 6g

Carbohidratos 74g

Proteínas 28g

Sodio 980mg

Sopa de cerdo y tomate, receta de la madre

Porciones: 8
Tiempo de preparación: 10 minutos
Tiempo de cocción: 4 horas y 20 minutos en HIGH

Ingredientes:
2 cucharadas de aceite de oliva
907 gramos de costilla de cerdo deshuesada y cortada en trozos de un bocado
Sal y pimienta al gusto
1 cucharada de ajo picado
1 cebolla pequeña picada
½ taza de vino blanco seco
1 taza de caldo de pollo
4 tomates picados
1 taza de agua
2 cucharadas de orégano fresco picado
2 ramilletes de coliflor rallados

Instrucciones:
1) Seque la carne con toallas de papel. Sazone con sal y pimienta.
2) Cubra una sartén con aceite y selle la carne hasta que esté dorada.
3) Añada el ajo y la cebolla a la sartén y

cocine durante otros 2 minutos.

4) Agregue el caldo de pollo, vino, tomates y agua. Que hierva.

5) Transfiera esta mezcla a la olla de cocción lenta. Tape y deje cocinar durante 4 horas en *HIGH*. La carne debe estar tierna y debe cortarse fácilmente.

6) Añada el orégano con la coliflor. Cubra y cocine 20 minutos más.

Información nutricional (por porción):

Calorías 326

Grasas 22g

Carbohidratos 3g

Proteínas 21g

Sodio 945mg

Recetas de pescado y mariscos

Estofado de mariscos de San Francisco

Porciones: 8
Tiempo de preparación: 20 minutos
Tiempo de cocción: 4 horas y 30 minutos en HIGH

Ingredientes:

790 gramos de tomates en conserva picados sin colar
2 cebollas medianas picadas
3 tallos de apio picados
235 mililitros de jugo de almeja
156 mililitros de pasta de tomates
½ taza de vino blanco o caldo vegetal
5 dientes de ajo
1 cucharada de vinagre de vino tinto
1 cucharada de aceite de oliva
2 cucharaditas de sazonador italiano
1 hoja de laurel
½ cucharadita de azúcar
450 gramos de filetes de eglefino, cortados en trozos de 2,5 centímetros
450 gramos de camarones (41 o 50 en total), sin cocinar, pelados y desvenados
170 gramos de almejas picadas en

conserva sin escurrir

170 gramos de carne de cangrejo en conserva, escurrida

2 cucharas de perejil fresco picado

Instrucciones:

1) Ponga los tomates, cebolla, apio, jugo de almeja, pasta de tomate, vino o caldo, ajo, vinagre, aceite de oliva, sazonador italiano, hoja de laurel y azúcar en la olla de cocción lenta.

2) Tape y cocine durante 4-5 horas en *LOW.*

3) Agregue el eglefino, camarones, almejas y carne de cangrejo. Cubra y deje cocinar 20-30 minutos más. La sopa estará lista cuando el pescado esté tierno y los camarones tengan un color rosado.

4) Retire la hoja de laurel.

5) Añada el perejil y sirva.

Información nutricional (por porción):

Calorías 205

Grasas 3g

Carbohidratos 15g

Proteínas

29g

Sodio 483mg

Estofado del pescador

Porciones: 6
Tiempo de preparación: 35 minutos
Tiempo de cocción: 8 horas en LOW
Ingredientes:
2 cucharadas de aceite de oliva
2 dientes de ajo picados finamente
1 taza de zanahorias pequeñas cortadas en trozos de 0,6 centímetros
6 tomates roma grandes picados en 4
1 pimiento morrón verde picado
½ cucharadita de semillas de hinojo
1 taza de agua
236 mililitros de jugo de almeja
450 gramos de bacalao en cubos de 2 centímetros y medio
225 gramos de camarones sin cocinar, pelados y desvenados
1 cucharadita de azúcar
1 cucharadita de hojas de albahaca secas
½ cucharadita de sal
¼ cucharadita de salsa picante
2 cucharadas de perejil fresco picado
Instrucciones:
1) Mezcle el aceite de oliva con el ajo, zanahorias, tomates, pimiento morrón,

semillas de hinojo, agua y jugo de almeja en la olla de cocción lenta.

2) Tape y cocine durante 8-9 horas en *LOW*. Los vegetales deben estar blandos.

3) Agregue el bacalao, camarón, azúcar, albahaca, sal y salsa picante 20 minutos antes de servir. Tape y cocine unos 15-20 minutos en *HIGH*. La sopa estará lista cuando pueda cortar fácilmente el pescado y los camarones estén rosados.

Información nutricional (por porción):
Calorías 180
Grasas 6g
Carbohidratos 5g
Proteínas 22g
Sodio 332mg

Chowder de pescado

Porciones: 6-8
Tiempo de preparación: 15 minutos
Tiempo de cocción: 4 horas en LOW
Ingredientes:
4 tiras de tocino picadas
2 cucharaditas de aceite de tocino
1 cebolla picada
2 dientes de ajo picados

6 tazas de caldo de pollo
1 taza de granos de maíz enteros
2 patatas grandes cortadas
3 tallos de apio picados
2 zanahorias grandes cortadas
Pimienta negra al gusto
Pimienta roja triturada al gusto
1 taza de vieiras
1 taza de camarones medianos crudos, pelados y desvenados
110 gramos de fletáno halibut cortados en trozos que sean de un bocado
350 mililitros de leche evaporada

Instrucciones:

1) Dore el tocino en una sartén a fuego medio. Reserve 2 cucharadas de aceite del tocino.

2) Saltee la cebolla y el ajo junto con el tocino hasta que los vegetales estén blandos.

3) Vierta los contenidos de la sartén en la olla de cocción lenta.

4) Agregue el caldo de pollo, los granos de maíz, patatas, apio, zanahoria, pimienta negra y pimienta roja triturada.

5) Tape y deje cocinar 3 horas en *HIGH*.

Los vegetales deben estar blandos.

6) Añada las vieiras, camarones y halibut. Cubra y deje cocinar otros 30 o 60 minutos. La sopa estará lista cuando el pescado sea fácil de cortar y los camarones estén rosados.

7) Vierta la leche evaporada y revuelva hasta que se caliente.

Información nutricional (por porción):

Calorías 190

Grasas 5g

Carbohidratos 12g

Proteínas 24g

Sodio 586mg

Gumbo de mariscos

Porciones: 6-8
Tiempo de preparación: 20 minutos
Tiempo de cocción: 5 horas en LOW, 2 horas y 30 minutos en HIGH

Ingredientes:

8-10 tiras de tocino cortadas
2 tallos de apio picados
1 cebolla mediana picada
1 pimiento morrón verde picado
2 dientes de ajo picados
2 tazas de caldo de pollo
400 gramos de tomates en conserva, picados y sin colar
2 cucharadas de salsa Worcestershire
2 cucharaditas de sal
1 cucharadita de hojas de tomillo secas
450 gramos de camarones grandes crudos, pelados y desvenados
450 gramos de carne de cangrejo fresca y congelada
280 gramos de quimbombó congelado, descongelado y cortado en trozos de 1,5 centímetros

Instrucciones:

1) Dore el tocino en una sartén a fuego

medio. Cuando esté crujiente, ponga el tocino en la olla de cocción lenta.

2) Deje solo la cantidad de aceite de tocino necesaria para cubrir la sartén y cocine el apio con la cebolla, pimiento morrón verde y ajo hasta que estén suaves.

3) Ponga los vegetales salteados en la olla de cocción lenta. Añada el caldo, tomates, salsa Worcestershire, sal y tomillo.

4) Tape y cocine durante 4 horas en *LOW* o durante 2 horas en *HIGH*.

5) Agregue el camarón, carne de cangrejo y quimbombó. Cubra y cocine 1 hora más en *LOW* o 30 minutos más en *HIGH*.

Información nutricional (por porción):

Calorías 273

Grasas 8g

Carbohidratos 11g

Proteínas 4g

Sodio 1757mg

Chowder de mariscos

Porciones: 6-8

Tiempo de preparación: 25 minutos

Tiempo de cocción: 8-9 horas en LOW

Ingredientes:

La mitad de un hinojo sin corazón y picado
2 patatas peladas y picadas
1 cebolla picada
1 tallo de apio cortado
2 hojas de laurel
1 cucharada de tomillo seco
1 cucharadita de sal
¼ cucharadita de pimienta
¼ cucharadita de pimienta roja
235 mililitros de jugo de almeja
2 tazas de agua
1 taza de crema
3 cucharadas de maicena
680 gramos de filetes de salmón sin piel en trozos de 2-3 centímetros
225 gramos de camarones grandes pelados y desvenados
5 vieiras partidas a la mitad horizontalmente
¼ taza de perejil fresco picado

Instrucciones:

1) Ponga el hinojo, patatas, cebolla, apio, hojas de laurel, tomillo, sal, pimienta, pimienta roja y agua en la olla de cocción lenta y revuelva.

2) Tape y cocine 8 horas en *LOW*. Las patatas deben estar suaves.

3) Retire las hojas de laurel.

4) Bata la crema en un recipiente junto con la maicena hasta que esté homogéneo. Vierta en la olla de cocción lenta con los mariscos.

5) Tape y cocine 30 minutos en *HIGH* o hasta que el pescado se parta fácilmente y la sopa haya espesado.

6) Agregue el perejil y sirva.

Información nutricional (por porción):

Calorías 378

Grasas 23g

Carbohidratos 16g

Proteínas 27g

Sodio 493 mg

Sopa de frijoles blancos y camarones

Porciones: 8
Tiempo de preparación: 15 minutos
Tiempo de cocción: 6-8 horas en LOW
Ingredientes:

2 tiras gruesas de tocino sin sazonadores

1 cebolla grande picada

2 dientes de ajo picados

450 gramos de kale o col rizada, lavada y cortada
1 taza de cebada seca
1 ½ taza frijoles blancos secos
6 tazas de caldo de pollo bajo en sodio
4 tazas de agua
225 gramos de camarones cocinados

Instrucciones:

1) Cocine el tocino en una sartén a fuego medio. Cuando esté crujiente, retírelo y póngalo en la olla de cocción lenta.

2) Deje la cantidad necesaria del aceite del tocino para cubrir la sartén y poder saltear la cebolla con el ajo hasta que estén blandos. Lleve a la olla de cocción lenta.

3) Ponga la col rizada, cebada y frijoles en la olla.

4) Vierta el caldo y el agua, revuelva.

5) Tape y cocine durante 6-8 horas en *LOW*. Revise ocasionalmente para ver si necesita agregar más agua.

6) Agregue los camarones cocinados 20 minutos antes de que termine la cocción y revuelva para que todo se caliente.

Información nutricional (por porción):

Calorías 149
Grasas 3g
Carbohidratos 15g
Proteínas 16g
Sodio 392mg

Chowder de langosta

Porciones: 10-12
Tiempo de preparación: 15 minutos
Tiempo de cocción: 10 horas en LOW *o 5 horas en* HIGH

Ingredientes:

680 gramos de carne de langosta cocinada, cortada en trozos de un bocado
3 ½ tazas de patatas peladas y cortadas en cubos
1 ½ taza de granos de maíz
1 cebolla mediana picada
½ cucharadita de ají de color
½ cucharadita de comino
1 cucharadita de tomillo
1 cucharadita de sal
1 cucharadita de albahaca
½ cucharadita de pimienta blanca molida
1 cucharadita de ajo molido seco
¼ taza de harina común
1 ½ taza de caldo de langosta (o caldo de mariscos)
1 jalapeño picado
4 tiras de tocino gruesas
2 cucharaditas de aceite de tocino
3 ½ taza de *half and half* (Si no encuentra,

puede mezclas partes iguales de leche entera y crema de leche)

Instrucciones:

1) Cocine el tocino en una sartén. Cuando esté listo, retírelo y córtelo.

2) Ponga 2 cucharaditas de aceite de tocino en la olla de cocción lenta.

3) Ponga las patatas, maíz, cebolla, ají de color, comino, tomillo, sal, albahaca, pimienta blanca, ajo y jalapeño en la olla de cocción lenta. Lentamente incorpore el caldo de langosta en la harina hasta que esté suave y mezcle con los otros ingredientes.

4) Tape y cocine durante 5 horas en *HIGH* o durante 10 horas en *LOW.*

5) Agregue los trozos de langosta 30 minutos antes de que termine el tiempo de cocción, añada también la *half and half.* Tape y siga cocinando.

6) Sirva con el tocino cortado encima.

Información nutricional (por porción):

Calorías 130

Grasas 4g

Carbohidratos 21g

Proteínas 5g

Sodio 340mg

Sopa de cangrejo y maíz

Porciones: 6
Tiempo de preparación: 10 minutos
Tiempo de cocción: 8 horas en LOW *o 4 horas en* HIGH

Ingredientes:
4 tazas de caldo de pollo
1 cucharada de mantequilla
1 cebolla grande picada
6 tazas de granos de maíz (frescos o congelados)
2 dientes de ajo picados
1 cucharadita de sal
½ cucharadita de pimienta roja
170 gramos de carne de cangrejo
1 taza de *half and half*o crema de leche
1 aguacate cortado en cubos para decorar

Instrucciones:
1) Ponga el caldo de pollo, mantequilla, cebolla, granos de maíz, ajo, sal, pimienta roja y carne de cangrejo en la olla de cocción lenta.

2) Tape y cocine durante 4 horas en *HIGH* o durante 8 horas en *LOW*.

3) Muela con la ayuda de una batidora de inmersión para obtener una consistencia suave y firme. (Puede usar una batidora común, pero vaya de a poco para que no haga derrames y ¡mucho cuidado que el líquido está caliente! Quite el inserto de la tapa para que el vapor pueda salir)
4) Agregue la *half and half.*
5) Sirva con el aguacate encima.

Información nutricional (por porción):
Calorías 250

Grasas 14g

Carbohidratos 25g

Proteínas 5g

Sodio 960mg

Bisque de camarones

Porciones: 6
Tiempo de preparación: 10 minutos
Tiempo de cocción: 3 horas en HIGH
Ingredientes:
3 cucharadas de mantequilla

2 puerros medianos picados

3 dientes de ajo picados

1/3 taza de pasta de tomate

400 gramos de tomates picados en

conserva

¼ taza de jerez seco

1 ½ taza de granos de maíz

2 cucharaditas de *Old Bay seasoning* (o use *Creole seasoning*)

2 cucharaditas de sal

1 cucharadita de pimienta

4 tazas de caldo de mariscos

¼ taza de harina común

450 gramos de camarones pelados y desvenados, picados

1 taza de crema de leche

Instrucciones:

1) Derrita la mantequilla en una sartén a fuego medio. Saltee la cebolla junto con los puerros hasta que estén blandos. Añada el caldo de mariscos y el jerez seco, hierva. Ponga la mezcla en la olla de cocción lenta.

2) Ponga el ajo, pasta de tomates, tomates, jerez, maíz, el sazonador *Old Bay* o *Creole,* sal y pimienta en la olla de cocción lenta.

3) Mezcle un poco de caldo de mariscos con la harina hasta que esté homogéneo. Agregue a la olla de cocción lenta con el

resto de caldo y mezcle bien.

4) Cocine en su olla durante 4 horas en *LOW* o durante 2 horas en *HIGH*.

5) Si quiere, use una batidora de inmersión para obtener una textura más cremosa, haga esto 30 minutos antes de que termine el tiempo de cocción. (también puede usar una batidora normal, hágalo en tandas pequeñas para evitar derrames. Tenga cuidado ya que el líquido está caliente. Retire el inserto de la tapa para que el vapor salga)

6) Adicione los camarones y la crema.

7) Continúe cocinando otros 30 minutos o hasta que los camarones estén rosados.

Información nutricional (por porción):

Calorías 302

Grasas 19g

Carbohidratos 10g

Proteínas 14g

Sodio 1.683 mg

Recetas vegetarianas

Sopa de queso y cerveza de Wisconsin

Porciones: 6

Tiempo de preparación: 10 minutos

Tiempo de cocción: 7 horas y 20 minutos en LOW

Ingredientes:

4 tazas de caldo de vegetales (divididas)
Una botella de cerveza lager de 355 mililitros
2 zanahorias medianas cortadas finamente
1 tallo de apio finamente cortado
1 cebolla grande picada finamente
3 dientes de ajo picados
1 cucharadita de sal
½ cucharadita de pimienta blanca
1 cucharadita de salsa Worcestershire
1 cucharadita de mostaza de Dijon
3 tazas de queso cheddar rallado
½ taza de crema de leche
¼ taza de maicena

Instrucciones:

1) Mezcle ½ taza de caldo con la maicena hasta que se disuelva. Deje a un lado.

2) Ponga el caldo restante junto con la cerveza, zanahoria, apio, cebolla, ajo, sal, pimienta, salsa Worcestershire y mostaza en la olla de cocción lenta. Revuelva.

3) Tape y cocine durante 6-8 horas en *LOW*.

4) Agregue la crema, revuelva constantemente mientras añade a poco el queso. Adicione la mezcla de maicena con caldo. Revuelva hasta que todo esté bien combinado.

5) Tape y cocine 20 minutos más.

6) Use una batidora de inmersión hasta que esté todo cremoso, o use una batidora común. Si usará una batidora común, bata en tandas y con cuidado. Deje que el vapor salga retirando el inserto de la tapa.

7) Tradicionalmente se sirve con un pan de pretzel.

Información nutricional (por porción):
Calorías 338
Grasas 25g
Carbohidratos 10g
Proteínas 16g
Sodio 480mg

Sopa de calabaza con chirivías

Porciones: 8
Tiempo de preparación: 10 minutos
Tiempo de cocción: 6 horas en LOW
Ingredientes:
1 cebolla dulce grande picada

3 chirivías grandes peladas y cortadas
1 manzana verde grande pelada y cortada
¼ cucharadita de sal
1 cucharadita de pimienta negra recién molida
3 tazas de agua
2 tazas de caldo de pollo, reducido en sodio y sin grasa
1 kilogramo de calabaza congelada, debe descongelarla
2 cucharadas de crema batida
1/8 cucharadita de ají de color
1/8 cucharadita de comino en polvo
½ taza de crema ácida light
Cebollinos picados frescos (opcional)

Instrucciones:

1) Ponga la cebolla, chirivías, manzana, sal, pimienta, agua, caldo y calabaza en la olla de cocción lenta. Revuelva.

2) Tape y cocine durante 6 horas en *LOW*.

3) Muela usando una batidora de inmersión hasta que quede homogéneo. (También puede usar una batidora común, pero debe moler en tandas pequeñas para evitar algún derrame. Sea cuidadoso ya que el líquido está caliente. Saque el

inserto que tiene la tapa para que el vapor pueda salir)

4) Agregue la crema batida, ají de color y comino.

5) Sirva con una porción de crema ácida encima y cebollinos.

Información nutricional (por porción):

Calorías 132

Grasas 5g

Carbohidratos 30g

Proteínas 4g

Sodio 228mg

Sopa de menestrón

Porciones: 8
Tiempo de preparación: 10 minutos
Tiempo de cocción: 8 horas en LOW

Ingredientes:

410 gramos de tomates en conserva picados

2 tazas de zanahorias peladas y cortadas

2 tazas de patatas peladas y cortadas

3 tallos de apio picados

1 cebolla blanca picada

4 dientes de ajo picados

1 cucharada de sazonador italiano (si no

tiene, mezcle tomillo, romero, orégano y albahaca)

1 cucharadita de sal

½ cucharadita de pimienta

2 hojas de laurel

4 tazas de caldo de vegetal bajo en sodio

2 tazas de agua

3 tazas de jugo de tomate

425 gramos de frijoles riñones en conserva, escurridos y lavados

425 gramos de frijoles cannellini en conserva, escurridos y lavados

1 ½ taza de calabacín picado

1 taza de macarrones

425 gramos de judías verdes en conserva, escurridas

Queso parmesano rallado para decorar (opcional)

Instrucciones:

1) Combine los tomates con la zanahoria, patatas, apio, cebolla, ajo, sazonador italiano, sal, pimienta, caldo, agua y jugo de tomate en la olla de cocción lenta.

2) Tape y cocine durante 6-8 horas en *LOW* o durante 3-4 horas en *HIGH*.

3) Agregue los frijoles riñón y cannellini,

además del calabacín, judías verdes y macarrones.

4) Cocine otros 10-15 minutos en *HIGH* o hasta que la pasta esté cocida.

5) Sirva con el queso parmesano rallado si quiere.

Información nutricional (por porción):

Calorías 170

Grasa 5g

Carbohidratos 26g

Proteínas 5g

Sodio 884mg

Sopa sabrosa de lasaña de verduras

Porciones: 8

Tiempo de preparación: 15 minutos

Tiempo de cocción: 7 horas en LOW

Ingredientes:

<u>*Para la sopa*</u>

1 cebolla mediana picada

3 dientes de ajo picados

790 gramos de tomates triturados en conserva

425 gramos de salsa de tomate

4 tazas de caldo vegetal bajo en sodio

425 gramos de frijoles cannellini o frijoles

blancos en conserva, escurridos
1 taza de setas marrones
1 calabacín mediano cortado
2 cucharaditas de albahaca seca
1 ½ cucharadita de orégano seco
½ cucharadita de tomillo seco
2 hojas de laurel
Sal y pimienta al gusto
170 gramos de pasta de lasaña, rota en trozos que sean de un bocado
4 tazas de espinaca picada

Para el aderezo de queso

1 taza de queso ricota
½ taza de queso mozzarella
¼ taza de queso parmesano
Perejil fresco picado

Instrucciones:

1) Ponga la cebolla, ajo, tomates, caldo de vegetal, frijoles, setas, calabacín, albahaca, orégano, tomillo, hojas de laurel, sal y pimienta en la olla de cocción lenta. Revuelva.

2) Tape y cocine durante 7 horas en *LOW*.

3) Agregue la pasta 30 minutos antes de que termine el tiempo de cocción. Tape nuevamente y cocine hasta que la pasta

esté suave. Añada la espinaca y deje que se reduzca en la sopa caliente.

4) Mezcle la ricota, mozzarella, parmesano y el perejil en un recipiente. Sirva la sopa y encima ponga la mezcla de quesos.

Información nutricional (por porción):
Calorías 188
Grasas 9g
Carbohidratos 13g
Proteínas 18g
Sodio 628mg

Chili de calabaza y frijoles

Porciones: 6
Tiempo de preparación: 15 minutos
Tiempo de cocción: 8 horas en LOW
Ingredientes:
1 cucharada de aceite de oliva
1 cebolla grande picada
1 diente de ajo picado
3 pimientos morrones rojos picados
2 cucharadas de chile en polvo
½ cucharadita de comino en polvo
680 gramos de calabaza en cubos congelada

3 tazas de frijoles pinto cocido
1 ½ taza de agua
1 taza de granos de maíz enteros congelados
1 cucharadita de sal
410 gramos de tomates triturados en conserva, sin colar
410 gramos de ají verde en conserva picados, sin colar
¾ taza de queso fresco o feta, desmenuzado
Rodajas de lima

Instrucciones:

1) Caliente en aceite en una sartén y saltee la cebolla, ajo y el pimiento morrón. Sazone con chile y comino. Lleve esto a la olla de cocción lenta.

2) Agregue la calabaza, los frijoles pintos, agua, maíz, sal, tomates y ajíes. Tape y cocine durante 8 horas en *LOW*. Los vegetales deben estar blandos y la sopa debe ser espesa.

3) Sirva con las rodajas de lima y queso encima.

Información nutricional (por porción):
Calorías 320

Grasas 6g
Carbohidratos 56g
Proteínas 15g
Sodio 650mg

Sopa caribeña picante

Porciones: 8
Tiempo de preparación: 15 minutos
Tiempo de cocción: 8 horas en LOW
Ingredientes:
1 cucharada de aceite de oliva
1 cebolla morada grande picada
1 pimiento morrón verde cortado
1 pimiento morrón rojo cortado
2 chiles jalapeños picados finamente
1 ajo entero (todos sus dientes) pelado y cortado
¼ taza de pasta de tomate sin sal
4 tazas de caldo vegetal, divididas
1 cucharadita de tomillo seco
1 cucharadita de comino en polvo
½ cucharadita de jengibre en polvo
½ cucharadita de pimienta de Jamaica molida
¼ cucharadita de pimienta roja molida
1/8 cucharadita de sal

850 gramos de frijoles negros en conserva sin sal, escurridos y lavados
½ taza de leche de coco
½ taza de cilantro fresco picado
8 rodajas de lima

Instrucciones:

1) Caliente el aceite en una sartén a fuego medio. Saltee la cebolla, pimiento morrón verde y rojo, y chiles jalapeños. Agregue el ajo y saltee un rato más. Vierta 1 taza de caldo y pasta de tomate. Revuelva y ponga la mezcla en la olla de cocción lenta.

2) Agregue el resto del caldo, tomillo, comino, jengibre, pimienta de Jamaica, pimienta roja molida, sal y frijoles. Revuelva.

3) Tape y cocine durante 8 horas en *LOW*. Los frijoles deben estar blandos.

4) Adicione la leche de coco.

5) Sirva los las rodajas de lima y cilantro encima.

Información nutricional (por porción):

Calorías 143
Grasas 5g
Carbohidratos 20g

Proteínas 6g
Sodio 333mg

Sopa de chile serrano y frijoles negros

Porciones: 6
Tiempo de preparación: 15 minutos
Tiempo de cocción: 10 horas en LOW

Ingredientes:

2 tazas de frijoles negros secos, lavados, dejados en remojo toda una noche y colados
4 tazas de caldo vegetal orgánico
2 cebollas picadas
1 taza de agua
1 cucharada de comino en polvo
3 hojas de laurel
1 chile serrano cortado finamente
2 cucharadas de jugo de lima fresco
1 cucharadita de sal
¼ taza de cilantro fresco picado
3 cucharadas de crema ácida baja en grasas

Instrucciones:

1) Mezcle los frijoles, caldo, cebollas, agua, comino, hojas de laurel y chile serrano en la olla de cocción lenta.

2) Tape y cocine durante 10 horas en *LOW*.

3) Retire las hojas de laurel y agregue el jugo de lima y sal. Revuelva.

4) Sirva con la crema ácida y el cilantro encima.

Información nutricional (por porción):
Calorías 286
Grasas 2g
Carbohidratos 51g
Proteínas 17g
Sodio 697mg

Sopa de batata

Porciones: 4
Tiempo de preparación: 10 minutos
Tiempo de cocción: 3 horas en HIGH
Ingredientes:
2 batatas peladas y cortadas
½ cebolla picada
400 mililitros de leche de coco light
1 taza de caldo de vegetal
2 dientes de ajo picados
1 cucharadita de albahaca seca
Sal y pimienta
Instrucciones:

1) Ponga todos los ingredientes en la olla de cocción lenta y revuelva.

2) Tape y cocine durante 3 horas en *HIGH.*

3) Muela con una batidora de inmersión hasta que la sopa esté homogénea y suave.

Información nutricional (por porción):

Calorías 127

Grasas 5g

Carbohidratos 20g

Proteínas 1g

Sodio 159mg

Sopa picante y ácida

Porciones: 6-8
Tiempo de preparación: 15 minutos
Tiempo de cocción: 8 horas en LOW

Ingredientes:

280 gramos de champiñones cortados

8 champiñones *shiitake*sin el tallo, cortados

225 gramos de brotes de bambú en conserva, colados y cortados en tiritas

4 dientes de ajo cortados

425 gramos de tofu cortado en cubos

2 cucharadas de jengibre fresco rallado (dividir)
4 tazas de agua
2 cucharadas de caldo de pollo en polvo vegano
2 cucharadas de salsa de soja
1 cucharadita de aceite de sésamo
1 cucharadita de pasta de chile
2 cucharadas de vinagre de vino de arroz
1 ½ taza de guisantes frescos o congelados

Instrucciones:

1) Combine los champiñones, brotes de bambú, ajo, tofu, 1 cucharada de jengibre, agua, caldo en polvo, salsa de soja, aceite de sésamo, pasta de chile y vinagre en la olla de cocción lenta.

2) Agregue los guisantes y la otra cucharada de jengibre. Revuelva.

3) Arregle el sabor con vinagre o pasta de chile si desea.

4) Sirva con unas cuantas gotas de aceite de sésamo y pasta de chile a un lado.

Información nutricional (por porción):

Calorías 208
Grasas 7g
Carbohidratos 22g

Proteínas 19g
Sodio 1088mg

Sopa de maní estilo africano

Porciones: 8
Tiempo de preparación: 10 minutos
Tiempo de cocción: 6-8 horas en LOW *o 4 horas en* HIGH

Ingredientes:

1 cebolla amarilla cortada
2 cebollines cortados
2 pimientos morrones rojos picados
4 dientes de ajo picados
790 gramos de tomates triturados en conserva, sin colar
8 tazas de caldo vegetal
¼ cucharadita de pimienta negra
1 cucharadita de comino en polvo
¼ cucharadita de chile en polvo
¼ taza de lentejas no cocidas
½ taza de arroz integral no cocinado
1 taza de mantequilla de maní
Crema ácida y salsa Tabasco para decorar

Instrucciones:

1) Ponga la cebolla, pimientos, ajo, tomates, caldo, pimienta negra, comino,

chile en polvo, lentejas y arroz en la olla de cocción lenta.

2) Tape y cocine durante 6-8 horas en *LOW* o durante 4 horas en *HIGH*. Las cebollas deben estar translúcida.

3) Agregue la mantequilla y cocine unos 30 minutos más en *HIGH*.

4) Sirva con la crema ácida y la salsa Tabasco encima.

Información nutricional (por porción):
Calorías 245
Grasas 7g
Carbohidratos 39g
Proteínas 10g
Sodio 819mg

Sopa de tomate con albahaca

Porciones: 6
Tiempo de preparación: 15 minutos
Tiempo de cocción: 6-7 horas en LOW *o 5 horas en* HIGH
Ingredientes:
3 zanahorias grandes, peladas y picadas
2 tallos de apio cortados
2 cebollas medianas picadas
4 dientes de ajo pelados, sin picar

3 kilos y 170 gramos de tomates pelados en conserva
4 tazas de caldo de pollo bajo en sodio
½ taza de hojas de albahaca frescas, cortadas
Sal y pimienta al gusto
Queso parmesano y crema (opcional)

Instrucciones:

1) Mezcle las zanahorias, apio, cebollas, ajo, tomates, caldo de pollo y albahaca en la olla de cocción lenta.

2) Tape y cocine durante 6-7 horas en *LOW* o durante 5 horas en *HIGH*. Los tomates deben estar blandos y fáciles de moler.

3) Use una batidora de inmersión para moler.

4) Si usa crema, agréguela ahora. Sazone a su gusto con sal y pimienta.

5) Sirva con el queso parmesano rallado y más hojas de albahaca, si quiere.

Información nutricional (por porción):

Calorías 130
Grasas 1g
Carbohidratos 28g
Proteínas 4g

Sodio 470 mg

Conclusión

La olla de cocción lenta puede ser su amiga y ayudarle en sus aventuras culinarias. Si ha leído las recetas y cree que son apetitosas, ¡hágalas! Quizás ya haya probado algunas de las recetas y disfrutado de la calidez y tranquilidad que la sopa genera. Espero que con estas recetas pueda convertir una tradición familiar en algo divertido, agradable, preciado y que se pase de generación en generación.

www.ingramcontent.com/pod-product-compliance
Lightning Source LLC
Chambersburg PA
CBHW072006070526
44583CB00015B/1363